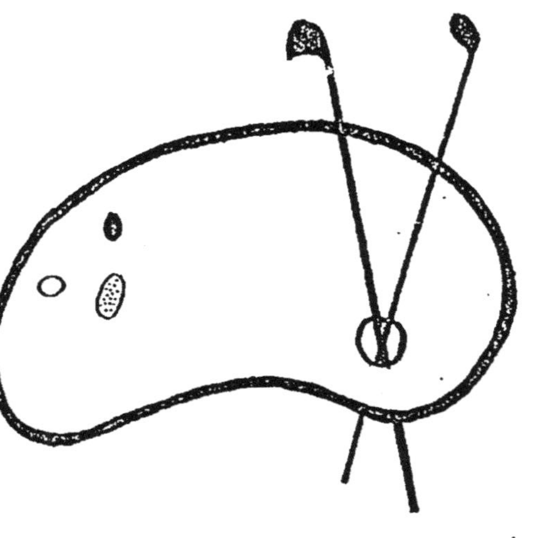

AF462448

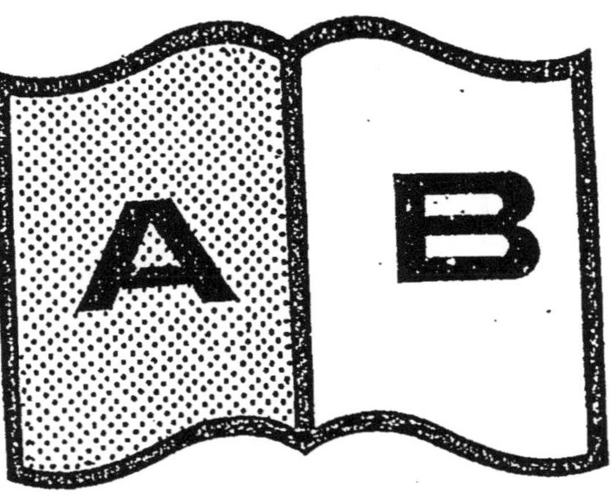
A
B

Dr GARRULUS

Les Gaietés de la Médecine

AVEC PRÉFACE

par le Dr E. MONIN

Paris

Société d'Éditions Scientifiques

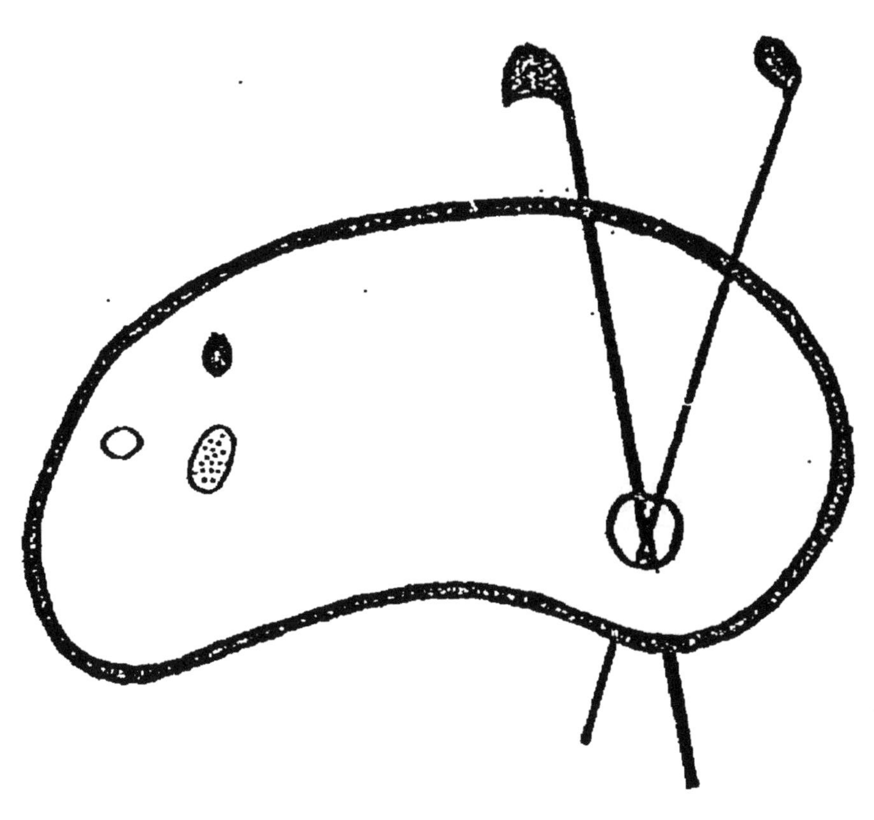

FIN D'UNE SERIE DE DOCUMENTS
EN COULEUR

LES
GAIETÉS DE LA MÉDECINE

Dr GARRULUS

LES GAIETÉS DE LA MÉDECINE

AVEC UNE PRÉFACE

du **Dr E. Monin**

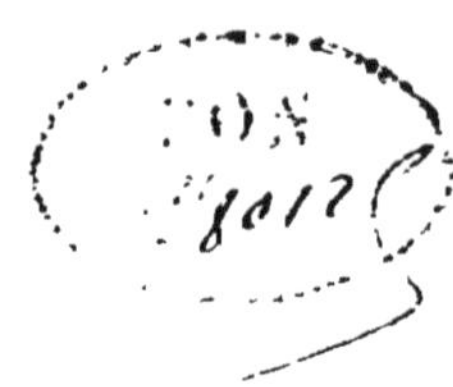

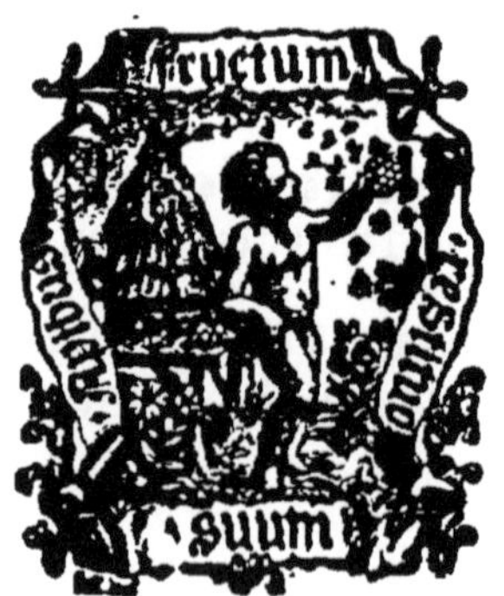

PARIS

SOCIÉTÉ D'ÉDITIONS SCIENTIFIQUES

4, RUE ANTOINE-DUBOIS

PLACE DE L'ÉCOLE DE MÉDECINE

PRÉFACE

C'est à l'intention des praticiens, et pour détendre un peu les ressorts de leurs esprits, « *perpetuè ad tristia curvos* », que le docteur Garrulus a rédigé ce recueil de facéties médicales, anecdotes et nouvelles à la main, qui ne veut pas avoir d'autre mérite que la gaieté. De là, son titre : « *Les Gaietés de la Médecine* », titre employé déjà, pour de nombreux feuilletons et variétés publiés par le même auteur, dans un certain nombre de journaux médicaux, et qui lui ont valu, comme *humoriste* (rien de Galien !) une si légitime popularité parmi ses confrères.

XX

Les médecins ne s'étonneront (ni ne s'affligeront) de rencontrer, ça et là, dans ce volume, quelques bonnes ou mauvaises plaisanteries à l'adresse de cette « bonne science » dont parle Ambroise Paré. La médecine est vieille comme la douleur : les invectives contre les médecins sont vieilles comme la médecine elle-même. Aussi, l'habitude a-t-elle, depuis longtemps, versé son opium sur le cœur des médecins. Ils préfèrent pourtant, n'est-ce pas? « se blaguer entre eux », que d'entendre plaisanter les profanes...

En guise d'historique à ce recueil, je me plais à démontrer ici ce paradoxe bien curieux : c'est que tous les sarcasmes anti-médicaux, classiques depuis Molière, sont renouvelés des Grecs et des Latins. Il n'est pas un bon mot de Chamfort ou de Rivarol, pas une *nouvelle à la main* de Scholl ou de Pierre Véron, qui ne se trouve (au moins à l'état embryonnaire), dans les écrits qui nous restent des anciens.

Consultez (comme je l'ai fait), l'érudit et amusant recueil de notre excellent confrère et ami le docteur Witkowski (*Le mal qu'on a dit des médecins*) et vous serez édifiés!

Dès le huitième siècle avant J.-C., Esope, dans ses fables immortelles; Mimnerme, dans les rares fragments qui nous restent de ses œuvres, raillaient impitoyablement, déjà, médecine et médecins, et Héraclite émettait son fameux aphorisme : « *Rien de plus sot que les grammairiens si ce n'est les médecins* », ces charlatans qui vendent leurs sophismes à prix d'or! Il est vrai qu'Héraclite était atteint d'une hydropisie probablement incurable, qui l'avait jeté dans une noire misanthropie. C'est le cas de presque tous ceux qui ont déblatéré contre la médecine : un mal au-dessus des ressources de l'art les rend injustes et grossiers envers les médecins : Montaigne, Erasme étaient goutteux, Molière était phtisique.

Platon, dans sa *République*, regardait comme un

signe d'éducation nationale négligée, la présence dans une ville de beaucoup de médecins et de beaucoup de juges. Nicoclès disait que les médecins sont gens heureux : le soleil éclaire leurs succès, et la terre cache leurs bévues !...

Le nombre des épigrammes anti-médicales renfermées dans l'Anthologie grecque est très considérable. En voici une qui pourrait viser parfaitement certaines audaces de notre chirurgie contemporaine : « Soclès a promis de redresser le bossu Diodore ; il place trois lourdes pierres carrées sur la bosse de son épine dorsale. Ecrasé sous leur poids, Diodore mourut ; mais il était devenu plus droit qu'une règle. » C'est la thérapeutique du pavé de l'ours. Hélas ! elle n'est pas morte !

Le vertueux Caton est un Molière antique. Il a critiqué avec férocité la médecine de son époque : ce qui ne l'empêchait pas de préconiser les remèdes les plus abracadabrants, les philtres, les charmes et autres niaiseries. Il ressemblait en cela à Pline l'Ancien, qui blâmait âprement la science et les doctrines médicales, et préconisait toutes les absurdités, les recettes les plus saugrenues, les remèdes les plus puérils, et acceptait, sans contrôle, des légendes dseudo-scientifiques d'une énormité fabuleuse. C'est ainsi que certains magnétiseurs et autres zouaves plus ou moins Jacob crachent aujourd'hui sur nos gloires scientifiques pour mieux écouler leurs orviétans.

Le spirituel Lucien, au contraire, a critiqué, souvent avec justesse, les Esculapes de son temps, et sa petite saynète : *Tragopodagra* (*le drame de la goutte*) est trop connue de tous les lettrés pour que nous la résumions ici. Dans Hiéroclès, un paysan dit que le médecin ouvre les yeux bien large pour voir ses honoraires, mais les ferme pour examiner les urines.

Les Livres saints des pères de l'Eglise sont trop préoccupés de la prière, médecine des âmes, pour parler longuement des médecins du corps. Quand ils en parlent, c'est pour en dire du mal, méconnaissant en cela l'Ancien Testament, qui prescrit : « *Honora medicum, propter necessitatem.* » Les plaisanteries de Plaute et de Térence contre nous ont été, presque toutes, copiées par Molière, qui aimait à prendre son bien où il le trouvait, et à extraire, d'après la méthode si commode, de Virgile, l'or pur du fumier d'Ennius...

Quant aux épigrammes de Martial, les plus drôles sont trop *salées* pour être reproduites. *Celles dont le latin peut être traduit* ont été vingt fois reproduites et imitées par les Boileau, les Ducerceau, les Lamonnoye, les Maynard. En voici une traduite par Bouriaud :

Il soupe hier chez moi d'une façon charmante :
On le trouve mort ce matin.
D'où vient cette mort surprenante?
— *En songe il avait vu Fuscus son médecin..*

En voici une autre, aussi peu connue, imitée de Martial par La Monnoye :

Un jour, le médecin Terrade,
A prendre un peu trop diligent,
Dérobait un flacon d'argent
Sur la table de son malade.
Lorsque celui-ci l'aperçut,
Voici comme le drôle sut
Finement se tirer d'affaire :
Je l'ôte, dit-il, tout exprès ;
Vous alliez boire avant l'accès,
Et rien ne vous est si contraire.

Quelques pépites extraites, maintenant, de la mine féconde des auteurs latins modernes. Eginhard (772-845) nous apprend que l'empereur Charlemagne avait horreur des médecins, parce qu'ils lui défendaient les viandes rôties. Mais l'auteur le plus curieux est Pétrarque (1304-1374) qui, dans ses œuvres latines, se répand en un torrent d'injures souvent immondes contre les médecins. Parmi de nombreux reproches, il nous fait celui d'être plus souvent malades que les autres hommes; d'avoir un teint jaune et flétri qui dénote, à lui seul, notre impudence et nos mensonges.

Il compare un médecin de son temps à la *huppe*, qui passe sa vie dans les ordures, et il lui explique ainsi le teint particulier de son visage :

« Tu te rends en certains lieux noirâtres, ténébreux, fétides, livides; tu fouilles des bassins, où la matière ondoie; tu inspectes l'urine des malades, *tu ne songes qu'à l'or* : qu'y a-t-il donc de surprenant, si, toujours au milieu de matières livides, noirâtres et jaunes, tu es toi-même livide, noirâtre et jaune? » Avouezque, à défaut de valeur scientifique, l'explication du divin amant de Laure ne manque pas de certain charme... pénétrant.

Pour l'illustre auteur de l'*Éloge de la Folie*, la

médecine n'est qu'ânerie, et les médecins, comme les légistes et les rhétoriciens, ne savent qu'une chose : jeter de la poudre aux yeux.

Epuisons ce tombereau de *louanges* (il est des reproches qui louent), en remarquant, avec Pope, que les meilleurs fruits sont ceux qui sont becquetés par les oiseaux et rongés par les vers. Redisons surtout, chers confrères, la maxime si profonde et si vraie de La Bruyère : « Tant que les hommes pourront mourir et aimeront à vivre, le médecin sera raillé, *mais payé !* Seulement,

« *Exige, dùm dolet; post curam, medicus olet.* »

Fais-toi payer quand le malade souffre ; quand le malade est guéri, le médecin pue.

C'est du moins l'opinion de l'Ecole de Salerne, et c'est peut-être sa plus irréfutable maxime.

Dr E. MONIN.

LES

GAIETÉS DE LA MÉDECINE

LE COMBLE DE LA RAPACITÉ

Un jeune et pauvre confrère vient planter sa tente dans un village. Il achète deux sacs de blé à un paysan, avec promesse de le payer à telle époque. Cette époque expirée, le paysan arrive et réclame son argent.

— De l'argent? je n'en ai pas.

— Eh bien, rendez-moi mon blé.

— Je l'ai mangé.

— Ce n'est pas mon affaire, il me faut quelque chose.

— Je n'ai rien.

— Nom de nom! alors... posez-moi des sangsues.

*
* *

Au temps où il y avait une garde nationale, un bourgeois est désigné pour monter la garde. Il va trouver son sergent-major et lui demande un sursis.

— Ma femme accouche, dit-il.

Entre maris, on connaît ces empêchements et on se les passe. Le sursis est accordé.

Un mois après, le garde national est désigné de nouveau. Autre demande de sursis, s'appuyant sur le même prétexte. Cette fois le sergent-major se révolte.

— Ah çà! s'écrie-t-il, votre femme accouche encore? Mais, sacrebleu! elle en fait donc son état?

— Oui, major; elle est sage-femme!

UN TRAIT DE VOILLEMIER

Très recherché dans le monde, M. Voillemier était arrivé de bonne heure à une grande situation de clientèle; partout il était traité comme un véritable ami. Zélé, assidu auprès de ses malades, il oubliait souvent de réclamer ses honoraires et jamais il ne voulut se prêter à ces transactions d'argent qui déconsidèrent une profession.

Son désintéressement n'allait pas cependant jusqu'à admettre ces marchandages si fréquents chez les gens du monde, et d'un mot il savait les arrêter. Un jour se présente dans son cabinet un malade atteint d'une affection qui exigeait une exploration anale souvent pénible pour le patient, mais toujours très désagréable pour le chirurgien. La consultation terminée, une somme des plus ordinaires est demandée au client qui voulait s'acquitter; récrimination du malade, qui trouve le chiffre exagéré; alors, sans rien répondre, M. Voillemier lui met le double de la somme dans la main, et faisant le geste de se déshabiller : « Voulez-vous, lui dit-il, m'en faire autant. »

(Eloge de Voillemier par Heurteloup)

ECHO D'EXAMEN

LE PROFESSEUR P... — Lorsque vous allez rendre visite à une femme que vous avez accouchée la veille, quelle est la première question que vous devez lui poser?

LE CANDIDAT. — Je lui demande comment elle a passé la nuit, si elle a eu de la fièvre, une hémorrhagie, comment l'enfant s'est comporté...

LE PROFESSEUR. — Non, Monsieur, ce n'est pas cela.

LE CHŒUR DES AUDITEURS, *par derrière.* — Psit, psit, psit...

Le candidat, *subitement inspiré.* — J'y suis, il faut lui demander si elle a uriné.

Le professeur. — Pour une vessie vulgaire, contentez-vous de demander si elle a pissé... Et si la réponse est négative, Monsieur, que ferez-vous?

Le candidat. — Je pratiquerai le cathétérisme, ou bien je donnerai des diurétiques.

Le professeur. — Il y a des femmes qui n'aiment pas à être sondées, et les diurétiques sont trop longs à agir.

Le candidat. — Il ne me restera plus qu'à attendre.

Le professeur. — Vous n'avez donc jamais vu, au Luxembourg, les nourrices écarter les jambes de leur poupon et les provoquer à vider leur vessie en faisant psit, psit? N'avez-vous pas entendu dire que certaines femmes ne peuvent pas entendre couler l'eau d'un robinet sans avoir un peu d'incontinence d'urine? Eh bien! versez de l'eau dans un bassin métallique auprès du lit de la femme en couche et vous obtiendrez le résultat désiré. J'ai usé du procédé, hier encore; il n'a pas produit d'effet sur la malade, mais ne vous hâtez pas de triompher, car sa mère et sa garde ont été obligées de changer de linge.

*
* *

Pas de chance!

Un jeune Toulousain, venu à Paris sous prétexte d'étudier la médecine, se livre depuis son arrivée à une noce ininterrompue.

Il n'a pas accordé une seule minute d'attention aux études médicales, et il mange consciencieusement avec des demoiselles sans préjugés la pension que lui sert son auguste famille, ainsi que le montant de ses inscriptions.

Mais son père a eu la mauvaise inspiration de venir le voir, et depuis deux jours ils visitent les monuments de la capitale...

Hier, le hasard de leur promenade les amène devant une grande bâtisse à colonnes.

— Qu'est-ce que c'est que ce monument-là? demande négligeamment le père.

— Je ne sais pas, répond l'étudiant, je vais demander.

Et, en effet, il interroge un sergent de ville, qui répond d'une voix bien timbrée :

Ça? C'est l'Ecole de médecine.

*
* *

X... est un célibataire endurci.

On le pressait de se marier.

— Enfin!... quand on prend des années, si l'on tombe malade... c'est triste d'être garçon!... On n'a personne qui s'inquiète de vous.

— Pardon!... on a ses créanciers.

FARCEUR DE TÉLÉGRAPHE

Un Canadien, parti faire un petit voyage, avait laissé sa femme dans son état habituel de bonne santé. Peu de jours après son départ, il fut surpris de recevoir un télégramme lui annonçant qu'elle était sérieusement malade. Il télégraphie immédiatement au médecin de la famille pour avoir des détails, et voici la réponse qu'il reçoit :

« Mme B. vient d'avoir un enfant. Si nous pouvons empêcher qu'elle en ait un autre aujourd'hui, tout ira bien. »

Le monsieur, ahuri, court aux renseignements et finit par s'assurer que sa femme avait eu un « chill » (frisson) et non un « child » (enfant). Le télégraphe n'en fait jamais d'autres!...

UN DÉBUT MALHEUREUX

Un candidat à l'agrégation devait faire une leçon sur la dysenterie. « Messieurs, commence-t-il, une épidémie de dysenterie ne peut bien s'étudier que lorsqu'on se trouve sur les lieux. »... Le fou rire qui s'empara des juges et de l'auditoire, ne lui permit pas d'aller plus loin.

*
* *

Entendu récemment à l'une des cliniques chirurgicales les plus fréquentées :

Le chef de service a un malade. — Quel est l'idiot qui t'a opéré aussi bêtement ton phimosis?

Le malade. — ??

Le chef (ut supra).

Le malade. — ???

Après plusieurs minutes de ce jeu de scène, le malade finit, harcelé, par répondre :

— C'est vous, Monsieur, l'an dernier à l'hôpital C...

Le chef de service a ses élèves. — Rappelez-vous qu'il faut toujours tourner sept fois sa langue dans sa bouche avant de parler.

*
* *

Entre médecins :

— Eh bien! et les affaires?...

— Je suis assez content. Et vous?

— Moi? Je ne sais où donner de la tête : j'ai des malades à la place du Trône, à la barrière d'Italie...

— Oui, je sais que vos clients sont aux dernières extrémités.

*
* *

Savez-vous comment les prostituées mauresques appellent le spéculum? *zeub-el-Beylik*, le phallus du gouvernement.

*
* *

Oh! les garde-malades! quelle horrible engeance!

Un de nos amis tombe malade; une vieille, affreuse compagnonne, prend place à son chevet.

La première nuit, le malade ne ferme pas l'œil; la garde est d'une humeur épouvantable, elle semble inquiète, irritée.

On dirait qu'il lui manque quelque chose...

Au matin l'horrible vieille dit à son client :

— Monsieur, je m'en vas.

— Comment, vous vous en allez!

— Oui, monsieur, je n'aime pas à soigner les malades qui *se retiennent d'avoir le délire pour surveiller leur garde!*

A L'AMPHITHÉATRE

Sur la pierre froide elle est toute nue;
Ses grands yeux jaunis sont restés ouverts.
Sa chair est livide avec des tons verts,
Car le corps est vieux et la morte pue,

Bouchez-vous le nez; admirez pourtant :
Elle est encore belle en sa pourriture,
Dans une impudique et folle posture,
Attendant le ver, son dernier amant.

Elle va goûter de tristes caresses,
Et pour consommer ce lugubre amour
Elle a conservé le délire lourd,
Le charme malsain des vieilles ivresses.

Mes dégoûts subits pour ses baisers froids,
J'en sais maintenant l'affreuse origine,
N'était-elle pas cadavre et vermine
Dans nos douloureux amours d'autrefois?

Fouille, carabin, nerfs, ventre, cervelle,
Dénude les os, découpe les chairs,
Pour connaître à fond celle qué fut belli,
Ne craignons ni sang corrompu ni vers.

Quand nous n'aurons plus qu'un amas informe,
Que d'épars tronçons d'un cadavre mou,
Comme un vieux chien mort, afin qu'elle y dorme,
Nous la jetterons au fond d'un grand trou.

Ch. BAUDELAIRE.

UN VÉHICULE

Un médecin, raconte le *Good Health*, appelé à soigner une dame atteinte de consomption, ordonne des pilules et laisse la prescription suivante : « Trois pilules, trois fois par jour, dans un véhicule convenable. » La famille discute sur le sens du mot « véhicule », consulte le dictionnaire et conclut que la malade doit prendre ses pilules pendant une promenade en voiture. Ainsi fut fait et quelques semaines de grand air et de promenade amenèrent ce que n'avaient pu faire les médicaments, c'est-à-dire un mieux sensible, puis la guérison.

L'ABUS DE L'ÉTIOLOGIE

Il y a quelques années un médecin des hôpitaux ne manquait jamais d'interroger les phtisiques qui entraient dans son service sur leurs antécédents musicaux. Un matin, il voit s'avancer péniblement un malheureux cachectique, à la dernière période de la phtisie.

— Quelle était votre profession, mon ami?

— Musicien, monsieur le docteur.

— Que vous disais-je? ajouta le docteur à ses élèves. Voilà un exemple remarquable de la phtisie chez les soufflants. C'est ainsi qu'il appelait les musiciens.

— De quel instrument jouiez-vous, mon garçon?

— De la grosse caisse, monsieur.

*
* *

Si la galanterie était exclue du restant de la terre, on la retrouverait certainement dans le cabinet de consultation du docteur X...

Dernièrement, une de nos plus jolies actrices d'un théâtre d'opérettes, dont l'organe laisse un peu à désirer, va chez le docteur en question et se plaint d'avoir un *chat*... dans la gorge.

— Un chat?... répliqua galamment le docteur, il est impossible qu'il ne sorte, par les *souris* que vous avez sur les lèvres, chère madame...

*
* *

Un pharmacien se disputait vivement avec sa femme. Celle-ci finit par éclater en sanglots.

— Tes pleurs ne me touchent nullement, lui dit l'époux; je les ai analysés, ils ne contiennent qu'une très petite partie de phosphate de chaux et un peu de chlorure de sodium. Tout le reste n'est que de l'eau.

DUPUYTREN ET LISFRANC

Dans une lettre fort curieuse adressée au docteur Simplice, le docteur Fleury (de Clermont) évoque ses souvenirs sur Dupuytren, dont il fut l'interne, et rappelle la guerre acharnée que lui faisait Lisfranc, qui ne laissait échapper aucune occasion de le critiquer, ce qui devait l'engager à masquer ses revers. Dieu sait s'il l'a appelé longtemps le chirurgien « Péritonitus » de l'Hôtel-Dieu, en faisant allusion à une blessure du péritoine qu'il avait faite en pratiquant la taille sus-pubienne.

Lisfranc, qui flagornait les jeunes gens assidus à sa clinique, agissait bien de la même manière. L'un de ses internes m'a dit qu'après avoir opéré un malade de la cataracte en se servant du procédé de l'abaissement, il voulait à tout prix que cet homme vît clair.

« Dites à ces messieurs ce que vous voyez. — Rien du tout, dit le malade. – Allons, examinez-les bien, ne les distinguez-vous pas ? — Non monsieur. — C'est une bête brute, dit-il en le repoussant violemment, qui ne sait même pas se rendre compte de ses sensations. »

Un jour, un malade dont il explorait le rectum, lui lâcha tout le contenu liquide dans la main. — Gardez vos cadeaux, lui dit le chirurgien en chef de la Pitié, en lui appliquant la main sur la figure, nous vous les rendons.

Dupuytren savait du moins se respecter et ne critiquait pas publiquement ses confrères. Je lui ai, une seule fois, en parlant de Lisfranc, entendu dire à un de ses élèves : « N'en dites rien au moins à ce grand cocher de fiacre de la Pitié. »

Combien les grands hommes perdent à être vus de près !

EPITAPHE D'UN CALCULEUX

En l'année 1637, le président de la Cour des comptes, Duret de Chevry, étant mort après avoir subi l'opération de la taille, on composa pour lui cette inscription tumulaire :

Ci-gît qui fuyoit le repos,
Qui fut nourri dès la mamelle,

De tributs, de tailles, d'impôts,
De subsides et de gabelle;
Qui mêloit dans ses aliments
Du jus de dédommagement,
De l'essence de sol pour livre.
Passant, songe à te mieux nourrir,
Car si la taille l'a fait vivre,
La taille aussi l'a fait mourir.

*
* *

L'été à Paris.

Chez un grand médecin :

LE MALADE RICHE. — Je suis très souffrant, docteur.

LE GRAND MÉDECIN. — Qu'avez vous?

LE MALADE RICHE. — J'ai les intestins si susceptibles que, hier, en *voyant* manger du melon, j'ai attrapé la colique.

*
* *

L'autre jour, pendant la leçon d'histoire naturelle, le professeur demanda à Amélie :

— Peux-tu me nommer un mammifère n'ayant pas de dents?

Et Amélie de répondre :

— Il y a... ma grand'mère!

*
* *

A l'Ecole de médecine :

Le professeur. — Qu'est-ce qu'un médecin hydrothérapiste?

L'interne. — Un *eau méopathe.*

*
* *

Un bohême, trop ami des liqueurs fortes, est atteint de douleurs rhumatismales; un ami va le voir à l'hôpital :

— Qu'est-ce qu'ils te donnent les médecins d'ici?

Est-ce que je sais? Une espèce de bitter qu'ils appellent *laudanum!*...

*
* *

Un célèbre médecin avait été décoré de l'ordre du *Labaksi-Tapô* par le roi d'Honolulu. Il va aussitôt se recommander au ministre de l'instruction publique pour obtenir de la chancellerie l'autorisation de porter immédiatement les insignes qu'on lui a remis.

— Hélas! répondit le ministre d'un ton plein d'amères désillusions; hélas! moi aussi, cher docteur, je suis chevalier de première classe du Labaksi-Tapô, c'est-à-dire du *calumet qui remue.* Vous savez que la décoration consiste en un anneau d'or auquel pend un calumet émaillé de rouge; mais ce que vous ne savez sans doute pas, c'est où cette décoration doit réglementairement s'attacher?

— Non! non! balbutia le docteur visiblement inquiet. Où donc s'attache-t-elle, Excellence?

— Au nez, cher ami, au nez!...

Le docteur, à cette révélation, s'enfuit épouvanté.

Le médecin le plus spirituel de Lyon (où ils le sont tous énormément) écrivait, il y a vingt ans, dans son journal : « Que de balivernes nous content nos malades... mais aussi nous les leur rendons bien quelquefois. — Etant un jour consulté par une jeune femme *stérile*, je lui dis à brûle-pourpoint : *Madame votre mère a-t-elle eu des enfants?...* Déjà ma cliente se mordait les lèvres pour ne pas éclater lorsque j'ajoutai assez vite pour sauver l'honneur du couvent : *longtemps après son mariage?* et l'honneur du couvent fut sauvé... c'était temps.

EXPLICATION DU MOT DE CORVISART

Duplay père avait soigneusement étudié le sperme de la vieillesse, et pour lui, les spermatozoïdes, déformés de 60 à 70 ans, redeviendraient normaux passé cet âge. Cette découverte bizarre justifierait, après de longues années, l'assurance que donnait à Napoléon ce médecin du premier empire : « A 50 et 60 ans un mari ne doit guère compter sur un enfant; mais, si sa femme est encore jeune, cinq ans plus tard il est assuré d'un héritier. »

*
* *

Le tabac et l'amour flattent tous deux nos sens,
Usons de tous les deux de la même manière,
Et quand nous n'avons rien à faire,
Prenons en pour passer le temps.

Le tabac et l'amour se ressemblent fort bien.
Beaucoup nous fait du mal, un peu ne gâte rien.

SORCELLERIE

Et dire que l'on ne croit plus aux sorciers!

Quelques-uns pourtant ont des recettes infaillibles.

Un paysan américain souffrait d'un rhumatisme aigu. Il va trouver un vieux berger, moitié sorcier, moitié rebouteux.

Le berger palpe et examine le patient, et lui dit :

— Je ne puis vous donner de remède ; la guérison dépend de vous, c'est un ennemi qui vous a jeté un sort, et cet ennemi caché est un homme que vous croyez être votre ami.

— Quel est cet homme?

— Vous avez un moyen bien simple de le reconnaître : quand il vous donnera la main, vous sentirez une commotion dans le bras...

Le paysan s'en va ; quelques moments après, il rencontre un de ses parents qui lui donne la main. La commotion se fait sans doute sentir, car le paysan tire son couteau et tue son parent sur le champ.

A-t-il été guéri de ses rhumatismes? Assurément, car il a été pendu.

*
* *

Tout le monde connaît la mésaventure du banquier Z..., l'Harpagon de la rue d'Antin.

Chaque fois qu'il rencontrait son médecin dans la rue ou dans un salon, il lui demandait une consultation gratuite.

Un jour, en plein boulevard, le médecin lui fit fermer les yeux, ouvrir la bouche, tirer la langue et le planta là.

Cette fumisterie n'a pas guéri le banquier.

Hier, il voit son médecin et court après lui.

— Docteur, dites-moi, est-ce assez étrange! Par cette chaleur intense, je suis enrhumé du cerveau! Que faut-il prendre?

— Un mouchoir!

*
* *

M. Prud'homme, d'un air dédaigneux :

— Ne me parlez jamais de la médecine : c'est un cliché qui a fait son temps. Ainsi ai-je le sang à la tête, l'estomac embarrassé, les entrailles en désarroi, je prends tout simplement un bain de pieds à la moutarde, du bismuth, de la menthe poivrée, et tout est dit :

— Vraiment! Et qui vous a indiqué ces merveilleuses recettes!

M. Prudhomme, sans le moindre embarras :

— Mon médecin!

AVANT ET APRÈS

Un viveur dont le canal ou la prostate laissait à désirer, fut pris d'une violente rétention d'urine survenue après une noce un peu trop corsée. « Vite, qu'on fasse venir un médecin! » s'écrie notre homme...

Le docteur Voillemier arrive; inutile de dire qu'il fut reçu comme le Messie aurait pu l'être. En une minute, la sonde convenablement graissée a pénétré dans la vessie, et le patient contemple avec délices le flot doré qui s'échappe de son organe distendu. La dernière goutte n'était pas plus tôt sortie que notre malade tout à fait soulagé, demande au docteur combien il lui doit... pour ce petit service :

— C'est quarante francs, répond Voillemier.

— Quarante francs..., c'est bien cher; en vous en donnant la moitié, ce sera bien assez pour cinq minutes de travail.

— Va pour la moitié, dit le chirurgien; laissez-moi finir mon affaire; et, sans désemparer, il injecte au moyen de la sonde et d'une seringue à anneau préparée en cas de besoin, la moitié du liquide qu'il venait d'extraire, puis il retire sa sonde et se dispose à plier bagage.

— Mais que faites-vous, docteur, s'écrie le client stupéfait. Allez-vous me laisser ainsi?

— Certainement; puisque vous ne me donnez que la moitié de mon prix, il est juste que je ne vous vide votre vessie qu'à moitié.

Quoique avare, notre rétréci comprit la leçon et avoua que si Voillemier avait fait son prix d'avance avec lui, il lui eût offert de grand cœur le double ou le triple de la somme qu'il avait demandée.

⁂

Le comble de la prévoyance :

M. X..., se trouvant sérieusement indisposé, envoie son domestique chercher le médecin.

Le valet revient au bout de plusieurs heures, la figure rayonnante.

— Tu as bien tardé à rentrer...

— Oh! monsieur, c'est que les domiciles de ces messieurs sont loin de se toucher.

— Que veux-tu dire :

— Dame! monsieur, il faut songer à tout. Après avoir vu le médecin, j'ai couru chez le notaire au cas où vous voudriez faire votre testament ; chez le curé, au cas où il vous plairait de vous confesser; ensuite, j'ai poussé jusqu'aux pompes funèbres... On ne sait pas ce qu'il peut arriver.

⁂

Le comble de l'égoïsme :

Alfred P... est un égoïste qui déteste de se déranger. Sa femme est sur le point d'accoucher; vite, il fait venir un médecin pour tout surveiller et se priver de l'ennui d'assister à l'événement. Le rejeton tarde à faire son entrée dans la vie. Alfred P... est très agacé, car il doit faire la faction pendant que le médecin reste couché dans une chambre à côté de la future mère. Au bout de deux heures d'attente, l'égoïste n'y tient plus, il court réveiller le médecin et lui crie : « Vite! vite! levez-vous, le moment est venu! » L'accoucheur se lève, se rend inutilement à son devoir, pendant qu'Alfred P... se fourre dans le lit tout chaud du médecin.

*
* *

On a opéré ces jours-ci un prédicateur célèbre qui était atteint d'une tumeur à la bouche.

Le médecin qui le soignait, se rappelant les anathèmes lancés par ce prêtre contre l'esprit moderne, lui dit :

— Vous voyez... On est toujours puni par où l'on a *prêché*.

*
* *

Depaul rappelle, dans une de ses cliniques, certains mots qui lui échappèrent un jour à son vif regret, alors qu'il examinait une pauvre femme qui lui paraissait avoir succombé depuis quelques instants aux suites d'une hémorrhagie considérable : « Me tournant, dit-il, vers les personnes qui m'entouraient, je leur dis : Cette femme est morte; » mais celle-ci, à ces mots, me répondait, à ma grande stupéfaction, d'une voix faible : « Pas encore. » La pauvre femme, en effet, était si peu morte malgré toutes les apparences, que trois semaines plus tard elle quittait la clinique, parfaitement guérie.

Le « pas encore » de cette femme correspond assez bien à ce qui arriva à Récamier un jour qu'il était appelé par un de ses confrères auprès d'un homme atteint de la fièvre typhoïde. Récamier se plaignait d'avoir été mandé trop tard, disant que le malade lui paraissait devoir succomber dans la soirée; mais ce dernier, en l'entendant, se laissa aller à émettre certain bruit par les voies inférieures qu'il accompagna des mots : « *Qui crepitat vivit.* » Et de fait, non seulement il ne mourut pas de la fièvre typhoïde, mais cet homme vit encore aujourd'hui.

*
* *

Chez un médecin :

Le client. — Docteur, je suis un nègre très malade, j'ai les nerfs dans un état déplorable; je suis mélancolique.

Le Médecin. — Nègre et mélancolique? Alors vous devez voir tout fameusement en *noir*.

*
* *

Fragment de dialogue cueilli dans un cabinet de consultations médicales, quartier du Sentier :

— Ce que je ressens n'est pas douloureux, mais pénible et agaçant; par exemple, j'ai continuellement des démangeaisons dans les jambes.

— Je vois ce que c'est, interrompt le docteur avec un fin sourire; vous êtes caissier!...

*
* *

L..., que ses fredaines ont épuisé, est actuellement malade.

— Vous savez, lui recommande le docteur, il faut être sage; pas de garde-malade de moins de cinquante ans.

— Soyez tranquille, dit L..., j'en prendrai deux de vingt-cinq.

*
* *

Au chevet d'un malade :

— Avez-vous dormi cette nuit?

— Je n'ai pas fermé l'œil.

— C'est grand dommage, le sommeil est l'ami de l'homme et surtout celui des malades.

— Ne spécifiez pas. C'est un ami tout court.... Un ami comme les autres, qui vous abandonne au moment où vous avez le plus besoin de lui!

*
* *

Le comble de l'habileté pour un docteur officiel.

— ???

— Administrer un vomitif à un ministre et lui faire rendre un décret.

*
* *

Je découpe cette réclame dans un journal clérical :

« Un prêtre a inventé un remède d'une efficacité parfaite et d'un emploi facile et insensible, guérissant tous les cors aux pieds. — Envoyer 3 francs en timbres-poste à M. X..., on recevra de suite avec instruction détaillée... »

Jusqu'à présent, le clergé s'était posé comme le

médecin des âmes. Il paraît que ça ne lui suffit plus, et qu'il veut être encore le médecin des *cors*.

*
* *

M. Pajot établit dans un livre récent une classification des différents spermes, eu égard à leur vertu fécondante.

« A la fin de mon agrégation, il y a vingt-trois ans environ, on m'annonce, à six heures du matin, qu'une personne est là qui veut absolument me parler, qu'elle attendra mon lever.

Devant une si grande insistance, je m'habille en hâte et je la reçois.

Je vois une dame d'une trentaine d'années, vêtue de noir, grande, brune, figure pâle, fatiguée, un sac de nuit à la main.

« Monsieur, me dit-elle, je viens d'un pays très éloigné. J'ai passé la nuit en chemin de fer et je repars dans une heure. J'ai fait ce voyage pour vous adresser une question. Le médecin de mon pays a été votre élève, voilà comment je sais votre nom et votre adresse.

— Mais, madame, lui dis-je, pourquoi n'avoir pas fait cette question à votre médecin?

Vous allez voir que je ne le pouvais pas. *Il ne*

faut pas que je sois enceinte. Une femme peut-elle le devenir sans rapports, *sans contact avec un homme?*

— Entendons-nous, madame, qu'appelez-vous sans contact?

— Voici les faits : En revenant chez moi d'un château des environs, en calèche, avec un homme que j'aime et qui m'aime, mais auquel je ne dois pas appartenir, supposez tout, sauf le contact. Une grossesse serait-elle possible dans ces conditions?

— Enfin, lui dis-je, madame, tout ouvrage est précédé d'une préface, d'un avant-propos, d'une introduction; y a-t-il eu une préface?

— Tout, excepté cela.

— Ce serait un bien grand hasard, cela n'est pas probable; laissez-moi vous examiner. »

Ses règles n'avaient jamais manqué; elles manquaient depuis trois mois. L'aréole avait bruni. Le palper atteignait le fond de l'utérus au-dessus du pubis. Au toucher, le segment inférieur était développé. La muqueuse du pourtour de l'orifice nullipare molle et un peu gonflée. Nausées, vomissements, dégoûts, picotement des seins, enfin tous les signes d'une grossesse probable.

Je lui dis ce que je pensais la pressant encore de tout me révéler. Elle m'affirma avec un air de sincérité indéniable qu'elle avait dit toute la vérité, et s'affaissa sur un siège:

... Cette observation m'est revenue à la mémoire quand j'ai eu à constater, par exception, des spermes de la richesse la plus extraordinaire. Si elles pouvaient le prévoir, combien les femmes se défieraient de ces mâles d'une si puissante opulence! Au milieu d'une tranquillité complète, quelle stupéfaction pour elles en s'apercevant que les graines jetées sur le seuil ont pu s'introduire et fructifier dans la maison. Là est, en partie, le secret des grossesses avec intégrité de l'hymen. »

*
* *

X..., auteur dramatique, qui compte de nombreux succès, était assis devant le perron de Tortoni et dégustait savamment un verre d'absinthe.

Sa femme vint à passer.

— Je t'y prends, lui dit-elle sans trop d'aigreur; tu sais que le médecin t'a interdit l'absinthe...

— Chère amie, interrompit le coupable avec empressement, je te prie de regarder cette bouteille placée sur le plateau!

— Eh bien?

— Je prends de l'absinthe, c'est vrai, mais je la prépare à l'eau de Vichy!

*
* *

Un médecin, aussi israélite que célèbre, a une manière analogue et facile pour s'enrichir. Ainsi se font les bonnes maisons.

Le docteur X... rencontre un jour au bain froid un de ses clients.

On échange dans l'eau un :

— Bonjour... Vous allez bien?

— Pas trop mal... Un peu mal à la tête.

— Le bain vous enlèvera ça.

Et deux mois après, sur le relevé des soins de l'année, le client lisait :

Consultation a l'école de natation, 40 *fr*.

*
* *

Dans un établissement hydrothérapique.

Le directeur annonce à un garçon doucheur, dont la spécialité est de diriger sa lance sur le dos des rhumatisants, qu'il va le changer de service. Aussitôt le garçon prend un air mécontent.

— De quoi vous plaignez-vous? demande le directeur.

— C'est, répond le garçon, que je n'aime pas à changer de figures!

*
* *

En Cour d'assises :

— Accusé, interroge le président, expliquez à messieurs les jurés pour quel motif vous avez jeté votre femme dans la rivière.

— C'est pour son bien, mon président. Ma pauvre défunte était malade et les médecins me disaient tous qu'il lui fallait l'hydrothérapie.

*
* *

En police correctionnelle :

— Prévenu, avez-vous déjà été condamné?

— Jamais, mon président... (se troublant), c'est-à-dire que... on m'a dit... Mais j'étais tout petit, et je ne m'en souviens pas du tout.

— A quoi avez-vous été condamné?

— Je ne sais pas... mais je crois bien que c'était à mort.

— Comment, tout petit, avez-vous pu être condamné à mort par un tribunal?...

— Pardon, mon président, c'est pas par le tribunal, c'est par le médecin.

*
* *

Pensée sauvage :

Le dicton : *mal de dents, mal d'amour*, vient sans doute de ce que ces deux maux se terminent par une fluxion.

*
* *

Les perles du fait-divers :

On lit dans un grand journal du matin :

« Le *cadavre* du sieur F... a été trouvé *mort* au pied de son lit. On se perd en conjectures. »

Il y a de quoi!

*
* *

Lu dans un journal sérieux :

« Crime ou suicide?

« On a trouvé sur le territoire de la commune de Bagneux, dans un fourré de broussailles, le corps d'un homme complètement décapité. La tête n'a pu être encore retrouvée.

« Crime ou suicide. »

C'est le cas d'ajouter : « On se perd en conjectures.»

*
* *

Au dernier bal de la comtesse de L..., le fils

lord C..., un joli garçon blond un peu fadasse faisait ses premiers pas dans le monde parisien.

La maîtresse de la maison le présenta successivement à toutes les invitées, mais le jeune insulaire se mit à flirter avec une grosse dame d'âge mûr et l'invita à danser une valse.

Après la valse un quadrille, une polka; l'Anglais ne quittait pas d'une seconde la matrone, qui ne s'était depuis longtemps trouvé à pareille fête.

— Mais, monsieur, lui dit la maîtresse de la maison en le tirant à part, pourquoi vous obstinez-vous à danser avec cette énorme dame, tandis que nombre de jeunes filles et de jolies femmes en sont réduites à faire tapisserie?

— Oh! je vais vous dire, le docteur avait recommandé à moà de transpirer beaucoup.

*
* *

Effrayé de son embonpoint précoce, un de nos chirurgiens les plus distingués montait à cheval, depuis deux mois, dans le but de se faire maigrir.

S'étant pesé, il a constaté qu'il avait... engraissé de deux kilos! C'est son cheval qui avait maigri de trente livres.

Cette découverte a été pour lui un trait de lumière : dorénavant c'est lui qui portera son cheval.

*
* *

Leçon d'hygiène donnée par M. Prud'homme à son petit-fils qu'il promène par la main :

— Grand-papa, le soleil est plus clair au printemps qu'en hiver?

— Et plus chaud.

— Est-ce qu'il ne se porte pas mieux?

— Si.

— Pourquoi?

— Parce qu'il se lève de meilleure heure.

*
* *

Le comble de la crédulité à propos du canal de Panama :

C'est de croire qu'on peut faire percer un isthme au moyen de cataplasmes à la farine de lin.

*
* *

Envoi de province :

Le comble de la criminalité pour un médecin :

Tenter de faire avorter l'amer Picon.

— Pensées d'un homme sans scrupules :

Il vaut mieux suivre la femme de son médecin que son ordonnance.

*
* *

M. de Cumont vient d'être nommé à l'instruction publique; et on l'annonce à Claude Bernard. Grimace du grand physiologiste.

— Et pourquoi froncer la narine? lui dit-on. Dépare-t-il le cabinet? n'est-il pas un conservateur?

— Conservateur! oui, répond Cl. Bernard; mais surtout à conserver.

— A conserver! Comment l'entendez-vous? Et pourquoi?

— Dame! quand ce ministre sera *renversé*, ça ne sentira pas bon!

*
* *

Définitions.

« *Calvitie.* — La couronne du travail et le couronnement de la débauche.

« *Chocolat.* — Pâte alimentaire dans laquelle il entre un peu de tout — même du cacao.

« *Puces, punaises.* — Encore une preuve de l'existence de Dieu, car il est bien certain que ce n'est pas l'homme qui les eût inventées.

*
* *

Le docteur X..., un de nos chirurgiens célèbres, est un de ceux qui prennent en gaieté les maux d'autrui.

Il est rare qu'il n'agrémente pas de quolibets chacune de ses opérations.

L'autre jour, il avait affaire à un de nos hommes politiques qui s'est, dans une chute, luxé le poignet.

Le docteur X... lui pose un appareil, puis il ordonne de le garder pendant trois semaines dans un repos complet, avec la défense expresse d'assister aux séances de la Chambre... ou du Sénat, je ne sais plus au juste.

— Comment! exclame le client révolté, trois semaines d'inaction!

— Dame! mon cher ami, si vous ne vouliez pas vous soumettre, il fallait commencer par ne pas vous démettre!

*
* *

Un autre de nos confrères est atteint de cette horrible maladie qu'on nomme la pierre; mais il supporte ses souffrances avec tant de résignation, tant de philosophie, que le professeur X... disait de lui :

— C'est à croire qu'il a la pierre... philosophale.

*
* *

Mme Michu à son concierge :

— Mais qu'est-ce qu'il a donc le petit du *cintième*, qu'il ne peut pas tenir en place.

— Ne m'en parlez pas, ma pauvre dame Michu! C'est la désolation de sa famille, cet enfant-là. Paraît qu'il a la *danse du syndic.*

*
* *

Lu sur l'album d'un membre de la Société contre l'abus du tabac :

« Je méprise la femme qui prise, et je prise celle qui me reprise... mes bas.

*
* *

Une amusante anecdote, et bien peu connue, à propos d'Hahnemann, patron des homœopathes.

Un jour, il reçoit la visite d'un riche lord venu

d'Angleterre pour le consulter, et, sans même écouter les explications du malade, il l'examine pendant quelques instants, l'ausculte; puis, lui passant sous le nez un flacon :

— Respirez! dit-il... Bien!... vous êtes guéri.

L'Anglais, visiblement surpris, repose cette question :

— Combien dois-je?

— Mille francs, répond le docteur.

L'insulaire, très calme, tire de sa poche un billet de cinquante livres, le passe sous le nez du docteur et dit :

— Respirez!... Bien!... vous êtes payé.

Et il sort avec dignité.

*
* *

Pensée sauvage :

Les partisans de la crémation sont des gens qui ne veulent pas être *asticotés* après leur mort.

*
* *

Les drames de l'obésité.

Une grosse dame, aux formes monumentales, entre dans un magasin de corsets.

Une demoiselle de magasin, la bouche en cœur, l'air souriant, s'avance vers elle.

— Je voudrais un corset.

— Un corset à baleine, madame?

— Insolente!

Et suffoquant de rage, la dame s'éloigne en claquant la porte du magasin.

*
* *

En Cour d'assises :

— Accusé, quel mobile vous a poussé à frapper votre femme de dix-sept coups de couteau?

— Mon président, c'était pour son bien, La pauvre femme était anémique, et les médecins disaient qu'il n'y avait que le fer pour la guérir!...

*
* *

Le docteur Hill, piqué contre la Société royale de Londres, qui avait refusé de l'admettre dans son sein, imagina, pour s'en venger, une plaisanterie d'un genre tout neuf: ce fut d'adresser au secrétaire de cette académie, sous le nom supposé d'un médecin de province, le récit d'une cure récente dont il s'annonçait pour être l'auteur. « Un matelot, écrivait-il, s'était cassé la jambe; m'étant trouvé par hasard sur le lieu, j'ai rapproché les deux parties de la jambe cassée, et, après les avoir fortement assujetties avec une ficelle, j'ai arrosé le tout d'eau de goudron. Le matelot, en très peu de temps, continue le malin docteur, a senti l'efficacité du remède et n'a point tardé à se servir de sa jambe comme auparavant. » Or cette cure se trouvait publiée dans le temps que le fameux Berkeley, évêque de Cloyne, venait de faire paraître son livre sur les *vertus de l'eau de goudron*, ouvrage qui faisait beaucoup de bruit et qui excitait la division parmi les médecins. La relation du docteur fut lue et écoutée très sérieusement dans l'assemblée publique de la Société royale, et l'on y discuta de la meilleure foi du monde sur la cure merveilleuse. Les uns n'y virent qu'un témoignage éclatant en faveur de l'eau de goudron; les autres soutinrent, ou que la jambe n'était pas réellement cassée, ou que la guérison n'avait pu être si rapide.

On allait imprimer pour et contre, lorsque la Société royale reçut une seconde lettre du médecin de province, qui arrivait au secrétaire : « Dans ma dernière lettre, j'ai omis de vous dire que la jambe cassée du matelot était une jambe de bois. » La plaisanterie ne tarda pas à se répandre et divertil beaucoup les oisifs de Londres aux dépens de la Société royale.

PERSISTANCE DE LA MEMBRANE HYMEN

Le docteur Fabre, qui vient d'observer un cas de ce genre n'ayant nullement empêché la conception, fait remarquer avec raison que le nombre des cas de persistance de l'hymen, offrant un tel degré de résistance et de solidité, sont assez rares, et il indique toute l'importance que peut avoir au point de vue médico-légal la connaissance de faits de ce genre qui sont signalés, mais qu'on ne connaît qu'incomplètement, et à ce sujet on ne lira pas sans intérêt le fait suivant emprunté à la littérature du XIVe siècle.

On lit dans *Fabrice d'Aquapendente*, au LXXXIe chapitre de la seconde partie de ses œuvres chirurgicales, où il est traité des opérations manuelles qui se pratiquent sur le corps humain :

« Il me souvient ici d'une question qui me fut proposée par un prestre; à savoir s'il est possible qu'une femme conçoive sans conjonction d'homme et sans que la verge entre dans la vulve; parce qu'il avait sceu d'un jeune homme et d'une fille qu'étant amoureux l'un de l'autre, et se trouvant ensemble, eux deux tout seuls, parmy les baisers, caresses et embrassements mutuels qu'ils se faisaient, se tenant debout, la fille permit que son serviteur touchât à peine du bout de sa verge l'orifice de sa vulve; luy, en cette ardeur, malgré qu'il en eut, déchargea à l'entrée de la vulve et, de là, sans que la verge fust entrée aucunement dedans, cette fille devint enceinte; l'un et l'autre auraient bien pu avouer, en toute liberté, d'avoir eu l'accointance toute entière, si cela eust esté, puis qu'aussi bien la fille se trouvait enceinte; mais tous deux assurèrent constamment que la verge n'estait aucunement entrée dans la vulve. Je dis là-dessus qu'en ce rencontre la conception se pouvait faire, parce qu'étant tous deux jeunes et brûlants d'amour, il s'estait pu rencontrer que dans la posture où se mirent ces deux amants, le trou du gland se trouvât directement opposé et conjoint à celui de l'hymen, et partant que la semence jettée d'impétuosité par l'homme avait pu entrer dans la vulve par le trou de l'hymen, de là estre attirée en haut par une puissante faculté attractrice de la matrice tout le long du fourreau de la vulve, et estant reçue dans la matrice, faire que cette fille conceut, car Platon assure que la matrice a une insigne faculté attractrice, lequel aussi compare la matrice à un animal, disant qu'elle est comme un animal qui serait dans un autre. Cette histoire donc est probable :

mais pour cette autre qui est rapportée par Averroes, de la semence d'un homme jetée dans un bassin et ravie par la vulve d'une femme d'où elle serait venue à concevoir, elle semble du tout absurde, et ne doit estre tenue pour véritable. »

*
* *

Conseil d'hygiène par un homme pratique :

Quand vous êtes harcelé par une nécessité qui exige un chalet où le prix de visite est de quinze centimes, et que vous n'avez pas de chalet sous la main : entrez résolûment dans la maison d'un grand médecin, sonnez avec fièvre, pénétrez dans l'antichambre, et dites au valet de pied : « Vite, avant d'attendre le docteur, vite indiquez-moi les cabinets ! » Le valet vous les indique — ils sont généralement d'une exquise propreté, parfumés à la lavande. — La chose faite, vous revenez au larbin et vous lui dites : « Le docteur a beaucoup de monde qui l'attend, je reviendrai, merci ! »

*
* *

Féroce, le docteur M.

Hier un de ses clients le rencontre sur le boulevard et l'arrête pour lui demander une sorte de consultation obligatoire et gratuite.

— Docteur, fait le monsieur, figurez-vous que, depuis quelque temps, j'ai la tête lourde, surtout le soir, au moment de me coucher, et, le matin, je me réveille tout bête.

— Comment donc vous endormez-vous?

*
* *

Pensées d'un cultivateur de microbes :

La punaise est un animal qui n'aime pas qu'on lui jette la poudre aux yeux.

Les cheveux poussent sur la tête.

Sur la soupe ils re poussent.

La saison *des thés*, c'est l'hiver.

*
* *

Quelques combles médicaux : Celui du mérite pour un cocher?

Faire galoper une phtisie.

Le comble de la médecine idio...pathique :

Vouloir soigner un crayon qui a mauvaise... mine.

*
* *

Echo d'examen :

Le 10 juillet, à l'épreuve pratique d'anatomie, le professeur Panas demande à un candidat :

— Monsieur, voulez-vous me donner les insertions supérieures du muscle *droit* de l'abdomen?

Le candidat opère :

Passe le chef du matériel, qui, jetant un coup d'œil, dit avec la haute autorité qu'on lui connaît :

— Jamais il ne trouvera, il cherche à *gauche*. (Textuel.)

*
* *

Dans un hôpital parisien que nous pourrions citer, M. X... vient de couper la jambe d'un pauvre diable.

— Croyez-vous qu'il pourra survivre à cette opération? lui demande un parent du mutilé.

— Hélas! non!... Il n'y a pas le moindre espoir.

— Mais alors, pourquoi le faire souffrir?

— Pour lui faire prendre patience.

*
* *

Dialogue entre gendre et belle-mère :

LA BELLE-MÈRE. — Monsieur, votre conduite est

infâme. Vous avez délaissé votre jeune femme pour courir après des drôlesses.

Le gendre. — Madame, je reconnais que c'est vrai.

La belle-mère. — Vous avouez?

Le gendre. — Madame, votre fille est bien délicate; le médecin m'a recommandé...

La belle-mère. — Monsieur, le médecin est un imbécile: ma fille peut résister à tout.

*
* *

Entre concierges :

— Eh bien, ma pauvre dame Pidoux, votre mari va-t-il mieux?

— Ne m'en parlez pas!... le médecin dit qu'il a mal *aux pyrénées* et qu'il faut lui mettre des cataplasmes *humiliants*...

— Avant de mourir, répond Mme Cardinal, mon pauvre mari est resté vingt-quatre heures en *liturgie*.

— Moi, mes enfants, j'ai été forcée de me faire couper les *ennemigdales*, dit une vieille.

— *Amiguedales*, insinua une jeune. — Ennemigdales, reprit l'autre. — Amiguedales, répliqua la seconde. — Bref, cela dura cinq minutes en douceur; puis la vieille, se fâchant :

3.

— Ah çà! ma petite, me prenez-vous pour une *raboteuse*? On sait encore ce qu'on dit, sans que ça vous blesse. Si ces « gdales » auraient été des « amis », j'aurais eu à m'en plaindre. Mais puisqu'ils me faisaient souffrir la passion, fallait bien que ce soit des ennemigdales...

— Eh bien, cette pauvre Eugénie est donc morte?

— Elle avait tous les *sept psaumes* de la fièvre typhoïde!

— Elle est morte d'un *nid de pierres trop fines* au cœur!...

*
* *

Deux combles de zèle chez un sergent de ville :

Vouloir faire circuler le sang

et

Disperser un embarras gastrique.

Autres combles appliqués à la médecine :

Le comble du mal de mer :

Vomir des injures.

Le comble de l'adresse :

Pour un aliéniste : soigner du papier timbré.

Pour un oculiste : Opérer de la cataracte l'œil du bouillon.

Le comble de la vaccination :
Vacciner le petit bras de la Seine.

Le comble de la sensibilité auditive :
Devenir sourd en entendant la voix du sang.

*
* *

On cause dans un café de la Cannebière des progrès nouveaux de l'art de la rhinoplastie.

— Oui, mon cher, dit un des assistants, Tartarin avait eu le nez coupé en Tunisie, et le docteur lui en a rajusté un. Seulement, c'est le nez d'un Arabe, de sorte qu'il parle turc!

— Moi, j'ai vu bien plus fort. Un de mes cousins a eu le nez coupé net par un coup de sabre. On lui en a confectionné un magnifique en peau de poule. Et ce qu'il y a de plus fort, chaque fois qu'il éternue, il lui tombe un œuf, et quand il est enrhumé du cerveau, sa famille est obligée de manger des omelettes pendant toute la semaine.

Les applications de la rhinoplastie sont d'ailleurs dépassées par un procédé qui n'exige pas du prochain le sacrifice d'une partie de sa chair pour combler la lacune survenue à la vôtre.

Un médecin d'Edimbourg, le docteur Hamilton, après avoir observé les analogies de l'éponge avec le tissu animal, a imaginé de substituer à la chair de l'homme, qui a laissé un vide par suite d'une excision ou blessure quelconque, une éponge préparée par la méthode antiseptique, et participant ainsi peu à peu à la vitalité de l'organisme.

Les expériences déjà faites promettent une réalisation facile du nouveau système.]

Oui, mais ça sera terrible au point de vue des progrès de l'alcoolisme. Un homme qui aura subi une opération de ce genre se trouvera tout naturellement entraîné à boire... comme une éponge.

*
* *

Mme Destunnels est enceinte depuis neuf mois et sa maternité tarde.

— Mon fils est en retard, dit-elle à une de ses amies.

L'AMIE. — Ma chère, si ça continue, il faudra que vous avaliez un précepteur.

*
* *

Pour les piqûres de moustiques, un excellent remède :

Se mettre sur les endroits piqués, des timbres-poste, c'est le seul moyen de *s'affranchir* de la douleur.

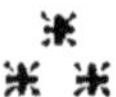

Une agréable définition :

Rhumatisme : avocat du mariage.

⁂

Le comble de la ferveur pour un membre de la *Société contre l'abus du tabac :*

Empêcher de fumer… un champ!

Le comble de la chaleur :

Faire transpirer les secrets.

Le comble de la conscience pour un expéditionnaire en marchandises :

Se charger des transports au cerveau.

Le comble de l'avarice pour un myope :

Regarder par-dessus son binocle pour ne pas en user les verres.

⁂

Entendu à un examen de l'Ecole de médecine.

LE PROFESSEUR. — Veuillez me signaler les différences entre le squelette de l'homme et celui de la femme?

Le candidat. — Il y en a de très grandes au point de vue de la couleur des os.

Le professeur. — Voyons cela.

Le candidat. — L'homme a les os blancs.

Le professeur. — Très bien.

Le candidat. — La femme a des os verts.

Le professeur, *bondissant*. — Et l'Auvergnat?

Le candidat. — Des os vers peints.

*
* *

Conseils aux gourmands :

Les gourmands qui adorent les noix et qui désirent en manger beaucoup dans les grands diners n'ont qu'à dire le mot de Baudelaire pour en dégoûter les invités sensibles :

— Mon Dieu, que « les noix ressemblent à des cervelles d'enfants! »

Ça ne rate jamais.

*
* *

Un gommeux prenant à part le médecin qui vient de visiter son oncle :

— Eh bien? lui demande-t-il d'une voix haletante.

— Perdu! répond le docteur.

Le gommeux se met à pousser des gémissements lamentables.

Mais le vieux docteur qui connaît le monde en général et les neveux en particulier :

— Voyons, mon ami, calmez-vous, puisque je vous affirme qu'il est perdu.

*
* *

Le docteur M... ordonne à l'un de ses petits malades 0,16 centigrammes de kermès minéral en six prises égales.

Il retourne voir l'enfant le lendemain, et lui trouve le nez de la couleur d'une écrevisse cuite à point.

— D'où vient cela? demande-t-il aux parents.

— Mon Dieu, docteur, l'enfant ne pouvait pas *priser* le médicament; nous avons été forcés de le lui introduire à six reprises différentes dans les narines, malgré ses cris.

*
* *

Le docteur A..., un de nos plus éminents chirurgiens, depuis quelque temps, a une sorte d'hypocondrie.

— C'est étonnant disait-il l'autre jour à un ami, je suis toujours triste, je n'ai de goût à rien... je n'éprouve même plus de plaisir à couper un bras ou une jambe!

*
* *

J'ai trouvé le suivant « Avis au public », affiché à la porte d'un établissement de bains à X... Ville.

« ... Si c'est une femme qui est en danger de se noyer, on doit la saisir par ses vêtements et non par ses cheveux qui se détachent généralement. »

Flatteur pour le sexe auquel nous devons Juliette Lamber!

*
* *

Une explication très juste, bien qu'elle ne soit pas d'aujourd'hui, puisqu'elle a été donnée par Népomucène Lemercier qui, on le sait, était devenu aveugle vers les dernières années de sa vie. Comme on lui demandait pourquoi les sourds étaient généralement tristes et les aveugles presque toujours gais :

— C'est, répondit-il, qu'en parlant à un sourd on

lui rappelle son infirmité, et qu'en causant avec un aveugle on la lui fait oublier.

*
* *

Une jolie boutade d'Alexandre Dumas fils :

« La femme est, évidemment, un être inférieur. Ce n'est qu'après l'avoir faite, au bout de six jours de création, que le bon Dieu s'est reposé... On sent la fatigue. »

*
* *

Un ancien chirurgien militaire, qui est rentré dans le civil, disait dernièrement à un de ses malades, au moment de l'opérer :

« Oh! ce n'est pas pour dire, mais je ne voudrais pas être à votre place pour 50,000 francs ! »

*
* *

Cueilli sur l'album d'un goutteux :

« Pendant la première moitié de notre vie le vin nous monte à la tête. Pendant la seconde, il nous descend dans les jambes. »

Le médecin vraiment philosophe doit savoir supporter gaiement les douleurs de la vie... des autres.

*
* *

Un médecin des *morts*, rentrant chez lui après une fructueuse journée :

— Bonne réussite aujourd'hui, ma chère femme, si tu nous faisais un petit plat sucré?...

*
* *

Le docteur X... est un Marseillais pur sang.

L'autre soir on causait des attaques nocturnes.

— Moi, j'ai été attaqué une fois dans ma vie. C'était à Capdenac, où j'avais toute la clientèle riche : quatre hommes, tout de noir vêtus, se jettent sur moi devant ma porte et me laissent pour morts sur le pavé. — La police les arrête... Vous ne devineriez jamais ce que c'était.

(*Vive curiosité dans l'auditoire*).

— ... Une vengeance de croque-morts. Depuis mon arrivée dans la ville, leur métier était dans le marasme.

*
* *

Une de nos demi-mondaines les plus à la mode, Mlle F..., est très gravement atteinte de la petite vérole, et tout fait présumer qu'elle sera défigurée.

Comme on demandait hier de ses nouvelles au docteur M.., qui lui prodigue ses soins :

— La pauvre petite! répondit le docteur, je ne crois pas que ses jours soient en danger, mais je désespère de ses nuits.

*
* *

Un monsieur entre chez un pharmacien :

— Avez-vous de la pilocarpine?

— Oui, monsieur. Combien vous en faut-il?

— Une forte dose.

— Vous avez un chien enragé.

LE MONSIEUR, d'un air sournois. — Oh! ce n'est pas un chien.

— Mais alors...

— C'est pour ma belle-mère.

*
* *

Le docteur Albert Purgeraide a loué, avenue de l'Opéra, un appartement de quinze mille francs, et l'a fait meubler luxueusement par un des plus élégants tapissiers de Paris.

Mais, au jour de l'échéance, impossible de payer la facture, le tapissier reprend ses meubles.

— Ah çà! demande un client de l'Esculape exproprié, pourquoi, diable! avez-vous fait tant de frais?

— Hélas! répond Albert Purgeraide, ce n'est pas ma faute, le choléra m'a fait faux bond.

*
* *

Le *Temps* racontait ces jours-ci une curieuse anecdote au sujet d'un député-médecin qu'il ne nomme pas. Ce député a ouvert à Paris un cabinet de consultations gratuites, où les malades peuvent compter sur le meilleur accueil. La foule est grande parfois; le médecin va vite.

— Déshabillez-vous. Bien. Qu'est-ce que vous avez?

Il écrit rapidement son ordonnance.

— A un autre!

Tout dernièrement, dans la longue file de malades assiégeant son dispensaire, il voit arriver un jeune homme, d'apparence solide, qui, ayant entendu le mot d'ordre : « Déshabillez-vous », ne l'attend même pas et ôte jusqu'à sa chemise.

— Bien. Qu'est-ce que vous avez? demande alors le docteur.

— Moi, citoyen? Ce que j'ai? Mais je n'ai rien...

— Où souffrez-vous?

— Je ne souffre pas.

— Pourquoi vous êtes-vous déshabillé.

— Pour faire comme les autres!

— Et que diable venez-vous chercher ici?

— Mais, citoyen, je viens... vous apporter une requête. Je voudrais... je voudrais avoir un petit emploi dans les postes!

Le pauvre diable croyait qu'il se fallait dévêtir pour cela. J'en sais qui feraient pis. Mais ceux-là, tout au contraire, se déguiseraient volontiers devant ceux qu'ils viennent solliciter.

Nous connaissons un autre médecin, membre de l'Assemblée, lui aussi, dont la sollicitude est beaucoup moins vive. Il fut un temps où, chaque matin, son salon s'emplissait de malades dont l'inquiétude se manifestait bientôt, en voyant que la porte du cabinet de consultation restait hermétiquement close. — Que fait le docteur? — Avec qui est le docteur? — Mon Dieu, quand pourrons-nous lui parler? Tels étaient les propos échangés au milieu de l'impatience générale. Vers midi seulement des pas se faisaient entendre, la porte du cabinet s'ouvrait toute grande, et le docteur, son pardessus sous le bras, disait à ses clients :

— Citoyens, mon devoir de représentant m'appelle à la Chambre. Vous repasserez demain.

Le lendemain c'était la même chose.

Le plus grand nombre des gens qui étaient là sont morts avant d'avoir obtenu leur consultation.

*
* *

Le docteur M..., une mauvaise langue, vient de découvrir la cause qui empêche les femmes — à quelques exceptions près — d'avoir des moustaches.

Il constate que les lèvres du beau sexe sont toujours en mouvement, soit pour parler, soit pour rire ou sourire, et que ce mouvement perpétuel du terrain de production met obstacle à la croissance des poils.

Possible !

*
* *

Un des camarades de Guibollard a disparu depuis quelque temps.

Très inquiet, notre ami se rend à la Morgue et demande des renseignements au greffier.

— Avez-vous, dit le fonctionnaire, le signalement de celui que vous croyez perdu? Avait-il quelque signe particulier qui le fasse reconnaître facilement?

— Je crois bien, il était sourd!

A propos de la Morgue, sa translation nous remet en mémoire un Cham de derrière les fagots.

Deux affreux voyous sortent de ce monument. L'un d'eux dit à l'autre :

— La Morgue était bien triste aujourd'hui : . n'y avait personne!

*
* *

La petite cueillette du Dr Garrulus dans les faits-divers :

1° « Le cadavre d'un nouveau-né a été trouvé sous un petit ponceau, près du chemin des Vinaigriers.

« Ce cadavre portait des traces qui ne pouvaient laisser aucun doute sur les causes de la mort et qui excluent toute idée de suicide. »

Bien étonnant, ce nouveau-né qui ne s'est pas suicidé.

2° Voici un digne pendant :

Ce matin, on a trouvé dans le canal le corps d'un nouveau-né la tête presque détachée, et le ventre paraissant coupé avec un couteau. *On suppose un infanticide.*

3o Ce matin, rue Montmartre, deux agents ont relevé une femme tombée sur le trottoir :

« Elle était morte. Tous les efforts qu'on fit pour la ranimer furent inutiles. »

Quand les gens sont morts, c'est généralement comme cela.

4o Cueilli dans un roman en cours de publication dans un « petit canard ».

Le malheureux mutilé montrait à la jeune fille son bras absent.

Celle-ci recula d'épouvante en voyant le bras qui n'y était pas. »

⁂

Un chirurgien s'est marié dernièrement avec une jeune et jolie femme qui n'a que le tort d'être fort coquette et dépensière.

Dans ce ménage-là, on dit : l'homme *panse* et la femme *dépense* !

Réunion des bonnes de la maison dans la loge de mame Pitanchard.

— Est-elle assez maigre la grande *bringue* du second !

— Oui, mais comme elle a de beaux yeux!

— Parbleu! c'est pas étonnant, la maîtresse d'un *oculisse*!

*
* *

— Et ce pauvre Bernard est mort!

— Oui, il s'est éteint tout doucement, il a gardé sa connaissance jusqu'au bout.

— Il ne pouvait guère faire autrement.

— ??

— Dame, il y avait sept ans qu'il était avec elle.

*
* *

Une actrice, dont l'organe a plus de fraicheur que l'haleine, se plaignait l'autre jour d'un mal de gorge. Le médecin avait dû lui introduire une cuillère dans la bouche pour examiner les amygdales.

— C'était très douloureux, — racontait-elle à son théâtre; — la cuillère était très large et j'ai une bouche d'enfant.

— Oui... d'enfant gâté! dit quelqu'un.

*
* *

Un vieux magistrat qui a une santé de fer, va dernièrement trouver son médecin.

— Vous ici, mon président? s'écrie le docteur étonné; par quel miracle?

— Ma santé commence à m'inquiéter un peu.

— Et d'où souffrez-vous? de la tête, de l'estomac, du cœur?

— Non, tout cela est en bon état. Mais j'ai parfois des insomnies... pendant l'audience.

On vient de retirer un noyé près du pont des Saints-Pères. Le cadavre, à demi-décomposé, est étalé sur l'escalier qui grimpe au quai. La foule l'entoure. Une jeune dame s'approche au bras de son mari et pousse un cri de répugnance.

— Oh! c'est affreux! qui a pu pousser cet homme à se détruire ainsi?

Le mari :

— La misère, sans doute...

— En effet, reprend la dame en examinant ce corps livide, qui a séjourné des mois dans l'eau, *il n'a pas l'air heureux.*

Le comble du cynisme : Un malheureux couvreur

tombe dans la rue d'une hauteur de vingt mètres, la tête la première.

La boîte crânienne éclate et la cervelle se répand sur le pavé.

A ce moment arrive le pharmacien voisin, qu'on a envoyé aussitôt quérir. Il regarde en hochant la tête les débris épars sur le pavé, et tout à coup, comme s'il sortait d'une longue réflexion :

— Attendez, dit-il, je vais chercher du beurre noir!!

⁂

Le comble de la prévenance dentaire:

Mettre des pantoufles à des dents qui se déchaussent.

Le comble de l'amour professionnel pour un dentiste : c'est d'habiter l'Ile-Adam.

⁂

Mœurs odontologiques. (Nous ferons bien d'*en taire.*)

On juge en cour d'assises un dentiste qui est accusé de nombreux viols commis sur ses clientes, à l'aide d'un anesthésique fallacieux.

Les preuves sont accablantes. On entend les témoins à décharge. Mme des Folles-Berges se présente à la barre. Le président l'interroge paternellement.

— Vous vous êtes fait arracher des dents par cet homme?

— Oui, monsieur le président, quatre.

— Et pendant que vous étiez endormie...

— Je n'ai jamais éprouvé que des rêves agréables, c'est-à-dire en rapport avec ma situation.

*
* *

Souffrant d'un mal de dents horrible, P... s'en alla chez un dentiste qui plomba la dent malade.

— Combien vous dois-je? demanda P..., l'opération finie.

— Dix francs.

Exclamation et réclamation. Le prix paraissait exagéré.

— Mais il y a pour six francs d'or dans votre dent, répondit le dentiste, coupant court à toute discussion.

Quelque temps après, le mal revint plus terrible. P... accourut chez le dentiste qui extirpa la dent. Quand il fallut payer :

— C'est cinq francs, dit l'opérateur.

— Bien... rendez-moi un franc alors.

— Comment... vous rendre?

— Evidemment, puisqu'il y a pour six francs d'or dans ma dent et que je vous la laisse.

*
* *

Un jeune conscrit ayant une maladie incurable est déclaré bon pour le service par le conseil de révision.

Après un nombre incalculable de démarches, le pauvre garçon obtient de se présenter à nouveau devant la commission de réforme.

C'est alors que se produit la petite scène suivante :

Le conscrit. — Monsieur le docteur.

Le major. — Déshabillez-vous!...

Le conscrit. — Mais, monsieur le docteur...

Le major. — Déshabillez-vous, s'crrrebleu!

Le pauvre garçon se déshabille rapidement et, une fois nu, s'approche timidement du major.

— Qu'est-ce que vous avez, s'crrrebleu!

— Major, je suis affecté d'une ophtalmie purulente.

— Et vous ne le disiez pas, imbécile! et vous vous êtes déshabillé comme un idiot pour me montrer vos yeux! Mon Dieu, que ces conscrits sont bêtes!

Autre histoire de caserne :

Nous tenons à la disposition des incrédules le nom de son héros, l'un des avocats les plus distingués du barreau de Tunis.

Alors qu'il était volontaire d'un an, on lui dit un beau jour de se présenter devant le major du régiment qui passe la traditionnelle et mensuelle revue dite *de santé*.

— Découvrez votre gland!

— Mais, monsieur le major!

— Découvrez votre gland, n. de D.! ou je vous f... à la salle de police.

— Mais, monsieur le major!

— Vous avez donc peur de l'enrhumer; découvrez sacrebleu!

— Mais je suis *israélite*, monsieur le major!!!!!

— Pas d'observation! huit jours de salle de police!

Echo d'examen :

— Comment vous y prendriez-vous pour faire transpirer un malade?

J'emploierais les sudorifiques les plus efficaces.

— Lesquels?

— Par exemple, des stimulants aromatiques, tels que le thé, le café, etc.

— Et si cela ne suffisait pas?

— J'aurais recours aux huiles volatiles, telles que l'éther, les composés alcooliques.

— Et si elles ne produisaient aucun effet?

— J'essaierais l'antimoine diaphorétique, les poudres de James, les poudres de Dower...

— Et si tout était inutile?

Le candidat commence à suer de grosses gouttes.

— Si tout était inutile, je prendrais la bourrache, et puis la salseparcille, le quinine, le jaborandi, du safran, la pilocarpine, etc.

— Et si tout cela était insuffisant?

— Alors, je lui conseillerais de subir un examen chez vous.

⁂

Oh! les gens distraits?

M. D..., un de nos savants physiologistes, va en visite chez une de nos élégantes mondaines.

Il pleuvait à torrents. Comme toujours, D... avait son parapluie, il oublie de le déposer dans l'antichambre et pénètre dans le salon.

Il salue, complimente, s'installe dans un fauteuil.

Au bout de deux minutes, le parapluie devient cataracte; un ruisseau partant d'une grande flaque serpente à travers les fauteuils et décrit de capricieux méandres.

Chacun cherche à esquiver l'inondation; la maîtresse de la maison s'aperçoit du mouvement de ses invités, puis s'adressant au coupable :

— Oh! docteur, mais regardez-donc ce que vous faites!

— Oh! tiens, c'est vrai; mais rassurez-vous, mesdames, c'est mon parapluie.

Un jour, une dame amène son mari à Lasègue, aliéniste.

La dame l'avait préalablement averti qu'elle voulait faire enfermer son conjoint dans une maison de santé pour cause de folie naissante.

Après la consultation, la dame prend le docteur à part:

— Eh bien? demande-t-elle avec une visible impatience?

— Eh bien, madame, il peut y avoir des espérances, mais il n'y a pas encore de présomptions.

Une série de coq-à-l'âne médicaux, extraite de la

collection de l'*Intermédiaire des chercheurs et curieux* :

Un *Hippolyte* dans le nez.

Une *prétention* d'urine.

Une fièvre *ophicléide*.

Une *distinction* de voix.

Des *émeraudes* à l'anus.

La *tranchée*-artère.

Une apoplexie *sérieuse*.

Du *corail* de potasse.

Ma concierge m'a dit ce matin :

— Je souffre depuis quelque temps et j'ai bien peur de devenir *physique*. Demain j'irai me faire *sculpter* par une *salubrité* médicale.

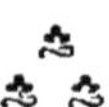

Petite séance de spiritisme.

L'esprit est invoqué. Le *medium* le sort.

Les assistants sont dans un état de surexcitation indicible.

— Es-tu là?

— Oui.

— Qui suis-je?

— Un parfait imbécile, répond l'esprit.

Ça jette un froid parmi les fidèles.

*
* *

Le comble de l'habileté pour un chirurgien :

Coudre une blessure avec le fil d'un sabre.

Le comble de la débine et du relâchement pour un professeur :

N'avoir qu'un cours... de ventre.

Le comble de l'ironie :

Envoyer à un commissaire-priseur un diplôme de membre de la Société contre l'abus du tabac.

Celui de la maladresse pour un médecin :

Faire crever de l'orge.

Le comble de la calinotade :

Aller chercher un médecin pour empêcher un délai d'expirer.

Le comble de l'exagération pour un médecin la [illegible]ngiste :

Soigner l'organe des journaux.

*
* *

On attaquait les médecins devant Labiche :

— Les médecins? s'écrie-t-il; mais ce sont eux qui me rappellent le plus le Créateur!

— Comment cela?

— Puisqu'ils trouvent sans cesse le moyen de faire quelque chose de rien.

* * *

A la salle des conférences : L'orateur a pris pour thème la question des principes généraux d'hygiène.

— Que doit-on faire, s'écrie-t-il, en attendant le médecin?

— Son testament, s'écrie un auditeur.

* * *

Le comble de l'hygiène publique :

— Si la *Tamise* passait à Paris et la *Seine* à Londres, qu'en serait-il?

— Cela *assainirait* la Tamise et *tamiserait* la Seine!

Le comble de l'amour de l'art pour un oculiste : Vouloir, à toute force opérer son oreiller, sous prétexte qu'il a une taie!

Le comble de l'adresse pour un tailleur : Couper la respiration.

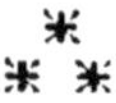

Un propriétaire avait loué une chambre à un carabin, à condition que ce dernier ne ferait jamais entrer dans la maison ni crânes, ni ossements, ni pièces quelconques d'anatomie.

Quelque temps se passe. Un beau jour, le propriétaire rend visite à l'étudiant.

Celui-ci tire un rideau.

— Un squelette complet! s'écrie le propriétaire dont les cheveux se dressent déjà.

— Il est bien réussi, n'est-ce pas? C'est moi qui l'ai travaillé en entier.

— Malheureux, et nos conventions?

— Ne craignez rien! je l'avais amenée vivante!

Un professeur de Chicago disait, en faisant son cours, qu'il avait remarqué que chez les femmes stériles les poils du mont de Vénus étaient toujours droits.

Le professeur fut assez surpris par la question d'un étudiant qui désirait savoir *si en frisant les poils on guérirait la stérilité.*

Obsession :

Le docteur V..., un de nos meilleurs accoucheurs, compte parmi les plus fervents adeptes de la dame de pique.

L'autre nuit, au sortir du cercle, il fut brusquement appelé auprès d'une souveraine exotique, en résidence à Paris, et dont la situation intéressante nécessite des soins immédiats.

Au moment psychologique, le bon docteur reconnaît un héritier mâle et, triomphalement, s'exclame :

— Je tourne le roi !

*
* *

Etiologie de la tuberculose :

Le jeune vicomte de la Houpette, à force de courir les coulisses des petits théâtres et de meubler les cabinets particuliers, vient de tomber sérieusement malade.

Les gommeux et les belles petites sont tout émus en apprenant cette nouvelle.

— Mais enfin, qu'a-t-il donc, ce pauvre vicomte?

— Des tubercules au poumon.

— Ce n'est pas étonnant, répond l'un d'eux. Il a mangé tant de truffes dans sa vie!

*
* *

Hier soir le docteur X... et son ami Z... longeaient, tout en causant, le mur qui borde le cimetière Montparnasse.

La conversation se noyait dans un gouffre sans fond : l'ingratitude humaine,

— Dites-donc, docteur, dit l'ami, en montrant le cimetière, il y a là bien des gens qui vous doivent leur position.

— Oui, et qui ne m'en savent pas plus de gré, répond le docteur distrait.

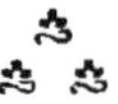

Aux examens de l'école de médecine se présente un élève d'une faculté catholique :

« Que donneriez-vous au malade qui aurait absorbé de l'arsenic!

— L'extrême-onction, monsieur. »

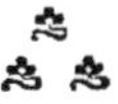

On discute chaudement la valeur d'un médecin.

« C'est un âne! dit l'un.

— Il a du génie! riposte l'autre interlocuteur.

— Vous ne savez donc pas, comme tout le monde, par une indiscrétion de sa femme, qu'il lui est mort cinquante-trois malades dans l'année.

— Oui, mais comme il a fait cinquante-quatre accouchements, il ne doit rien à personne. »

⁂

Nos troupiers.

Un fantassin se présente chez un pharmacien :

« Je viens chercher pour cinquante centimes de laudanum; c'est pour mon capitaine.

— Vous avez une ordonnance?

— Vous plaisantez? Moi je n'ai pas d'ordonnance; mais que le capitaine il en a une!

— Où est-elle?

— Eh bien, quoi! c'est moi que j'la suis. »

⁂

Une veuve sollicite un bureau de tabac.

« Quels sont vos titres? lui demande-t-on.

Et la brave femme avec émotion :

— Mon pauvre mari fumait beaucoup. »

L'éminent docteur Z... gagne deux cent mille francs par an.

Voici un échantillon de sa manière de traiter ses clients.

« Voyons, cher monsieur, où souffrez-vous :

— Là, docteur, au creux de l'estomac. Ça me fait un mal horrible quand j'appuie dessus. Que faire?

— Eh bien, mais voici : Il ne faut pas appuyer dessus !

Et il sort après avoir palpé majestueusement ses honoraires.

*
* *

Le docteur L..., chirurgien renommé, est connu pour sa dureté vis-à vis la douleur... des autres.

Dernièrement, un confrère l'appelle en consultation pour un malade qui se plaignait de souffrances à l'épaule.

« Voyez donc, docteur, ce qu'il peut bien y avoir là...

Le chirurgien examine avec soin la partie malade.

— Que diable voulez-vous qu'il y ait là!

Et saisissant son bistouri, il ouvre la chair, y plonge une sonde énorme sans se préoccuper des hurlements du patient, et, s'adressant triomphalement à son confrère :

— Quand je vous le disais... j'en étais sûr! Il n'y a rien! »

*
* *

Le docteur B.... qui s'intitule l'ami des hommes de lettres, est toléré par eux, à titre de bavardeur inoffensif. Mais c'est tout.

Un jour, on l'annonce chez Emile Augier.

— Ah! c'est le docteur B... Dites-lui que je ne peux pas le recevoir aujourd'hui. *Je suis malade.*

*
* *

Un de nos chirurgiens les plus distingués prodigue ses soins désintéressés à ses nombreux amis.

La plupart, désireux de s'acquitter envers lui, au lieu d'honoraires, lui offrent, qui un bronze ravissant, qui, un tableau de maître.

Notre Esculape n'a garde de refuser ces précieux objets.

— C'est ce qu'on appelle, dit un de ses familiers, soigner ses malades pour l'amour de l'art.

*
* *

Le comble de l'habileté en fait de tactique militaire.

Couper une voie... de guérison.

Le comble de scrupule pour un professeur :

Faire sortir de sa classe les enfants *légitimes* pendant le cours d'histoire *naturelle*...

Le comble de la joie pour un sourd :

Trouver quelqu'un qui lui fasse entendre raison.

Le comble de l'espérance et de l'amour filial pour un compositeur de musique :

Attendre tout de *l'air édité.*

Le comble de la politesse quand on cause avec une femme par le téléphone :

Lui demander préalablement si la fumée du cigare ne la dérange pas.

Le comble de l'habileté pour un nourrisseur :

Extraire du lait de la chèvre d'un charpentier.

Le comble de la nyctalopie :

Voir clair dans la nuit des temps.

Le comble de la finesse pour un apothicaire falsificateur :

Purger une condamnation.

Le comble de la naïveté :

S'enquérir d'une sage-femme pour faire *avorter* des projets criminels.

Le comble de l'originalité :

Attraper la *teigne* au pays de *Galles.*

Le comble de la finesse auditive :
Ausculter un chiffonnier à travers sa hotte.

Le comble de l'intervention médicale :
Mettre un cornet acoustique au premier bruit du cœur, sous prétexte qu'il est sourd.

Le comble de la naïveté :
Se servir d'une pommade iodurée pour résoudre une question.

Un comble de sensibilité, c'est de porter le deuil d'un bail qui expire.

⁂

Pensées d'un cultivateur de microbes :
Il est des femmes que les synovites *font gueuses*.

⁂

La scène se passe dans le cabinet du docteur R..., un de nos spécialistes les plus célèbres.

Un individu haut de six pieds et large à l'avenant se présente :

« Quelle est votre affection ? lui demande le médecin.

— J'ai perdu l'appétit ! répond le client d'une voix qui fait trembler les vitres.

— Mâtin, réplique le docteur en considérant le colosse... Je plains celui qui l'a trouvé. S'il n'est pas très riche, c'est un homme ruiné dans quinze jours!

*
* *

« Docteur, dites-moi, que faut-il faire? Je crains que mon mari ne tombe malade. Il fume toute la journée. La maison est empestée.

Le docteur distrait : « Il faut le faire ramoner. »

*
* *

Fausses nouvelles :

Un pharmacien de nos amis prépare en ce moment une comédie pour un de nos grands théâtres. Titre : *L'Axonge d'une nuit d'été*; 3 actes bien fondus.

*
* *

L'ancien préparateur d'un amphithéâtre d'anatomie désire entrer dans une grande maison pour découper à table. Bons certificats.

Avis aux amateurs.

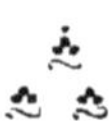

Le comble de la gourmandise :

Manger un de ses semblables après l'avoir fait mourir de peur, parce que, de cette façon, on est sûr que le malheureux avait la « chair de poule ».

Le comble de l'art médical :

Guérir un colis en souffrance dans une gare de banlieue.

Le comble de la précaution médicale nous est fourni par notre ami le docteur Guy Bôlard :

Ayant appris avec terreur qu'il y avait le choléra en Egypte, il a absolument défendu à ses enfants de s'approcher de l'obélisque.

Quelqu'un lui dit qu'en temps de choléra les médecins défendent de manger des légumes aqueux.

« En ce cas, s'écrie-t-il, on peut manger sans crainte des grenouilles, puisqu'elles n'en ont pas!

Le comble de l'ignorance :

Prendre Linné pour l'inventeur du dessin linéaire!

Le comble de la franchise chez une vieille garde retour d'Egypte :

Avouer qu'elle a passé la quarantaine :

Le comble de la précaution chez un médecin :

Avoir toujours du diachylum pour les gens qui se coupent dans la conversation.

Le comble de l'ambition pour un amateur de décorations :

Faire d'actives démarches pour obtenir le cordon sanitaire.

Le comble de la curiosité scientifique pour un médecin :

Perdre son temps à chercher les battements du cœur d'une salade.

Le comble de la vivisection :

Ouvrir une portière.

Gaietés de l'annonce :

DRAGÉES POUR BAPTÊME

D'ENFANTS SYPHILITIQUES

Au protoiodure d'hydrargyre.

⁂

Pensées d'un cultivateur de microbes :

Le meilleur bain pour les goutteux, c'est le bain... zoate de lithine.

La plus mauvaise année pour un cardiaque, c'est l'ané...vrysme,

Le cidre est obtenu par un *serrement du jus de pomme.*

La nicotine est un poison lent.

Or l'abus du tabac est un excès lent.

Donc ce qui est « *excès lent* » ne vaut rien.

⁂

Deux médecins très connus vont prochainement fair paraître, en collaboration, une grande revue médicale.

Ils ont choisi ce titre :

La revue des deux Sondes.

Chez le Dr H.....

Le malade. — Mes yeux m'inquiètent beaucoup, docteur.

Le fumiste. — Ils sont un peu malades.

Le malade. — Que devenir quand on est aussi *presbyte*.

Le fumiste (gravement). — Entrer dans un *presbytère*.

*
* *

Notre confrère M... prend hier une voiture à l'heure et invite le cocher à le conduire place de la Nation.

Après quarante minutes d'une marche pénible, il arrive place Voltaire.

— Mais, cocher, s'écrie-t-il, ce n'est pas possible de continuer ainsi! Qu'est-ce qui est arrivé à votre cheval?

— La pauvre bête a une phtisie.

— Pas galopante en tous cas!

*
* *

Dans une discussion entre deux médecins très violents qui s'insultent :

— Ménagez-moi, confrère, j'ai la gravelle.

— Vous avez la gravelle? Eh bien, raison de plus pour ne pas me jeter la *pierre*.

L'*album* fait fureur de nouveau dans les salons de Paris.

— C'est une maladie, l'album, dit un monsieur.

— Une vraie, répond le docteur M., et qui a un nom.

— Lequel?

— L'*albuminurie*.

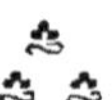

Distinction de races.

Un consommateur a devant lui un bock dans lequel est tombée une araignée.

Le Français jettera le tout par la fenêtre.

L'Anglais prendra délicatement l'araignée entre le pouce et l'index, l'écrasera sous son large pied et boira le bock.

L'Allemand avalera tout.

A la cour d'assises :

On juge un homme coupable d'avoir lardé un de ses semblables de trente-sept coups de couteau.

— Accusé, votre profession?
— Membre de la ligue antivivisectionniste.

*
* *

La vie estimée à sa juste valeur.

Un amateur de statistique a calculé le nombre de jours absolument sereins qu'il peut être vécu pendant le cours d'une existence de soixante années.

Le tiers est consacré au sommeil. Reste : quarante ans.

Les dix premières années de la vie ne peuvent être, quoi qu'on en dise, considérées comme parfaitement heureuses, puisque l'enfant n'a pas conscience de son bonheur. Reste : trente ans.

Les infirmités viennent généralement vers cinquante ans. A partir de ce moment, donc, la vie est déjà attristée. Retranchant encore dix ans pour la maladie ou les indispositions, il ne restera que vingt années.

Sur ces vingt années, notre statisticien prend encore quinze ans pour le travail quotidien.

Il reste donc à peu près cinq années pendant lesquelles l'homme pourrait vivre agréablement, mais encore faut-il tenir compte des souffrances morales auxquelles il ne peut guère se soustraire.

En résumé, on arrive à conclure que l'homme compte généralement sept cent vingt heures, ou trente jours de félicité parfaite pendant une vie de soixante années.

Un roi maure allait plus loin : il disait n'avoir eu, pendant une vie de quatre-vingts ans, que quatorze jours de vrai bonheur.

Et tout bien considéré, c'était encore un veinard.

*
* *

Un épouvantable ivrogne, truculent, violacé, bulbeux, roulait, hier, dans un ruisseau.

Deux sergents de ville le cueillent et le conduisent au poste de la mairie, où on procède à son interrogatoire :

— Dans quel état vous êtes-vous mis !

— Faut pas m'en vouloir, mon commissaire... J'ai des raisons, voyez-vous !... J'appartiens à la Société de tempérance...

— Singulière excuse !

— C'est moi qui fais l'ilote, vous savez... pour en dégoûter les autres !

*
* *

Un médecin qui habite depuis plusieurs années

une petite commune des environs de Paris, rencontra dernièrement, en visitant ses malades, le fossoyeur de la localité, lequel était dans un état d'ivresse à rendre jaloux un Polonais.

Notre esculape, qui fait partie du Conseil municipal, rapporte, le jour même, au maire, ce qu'il a vu. Ce dernier inflige une verte semonce au pauvre fossoyeur qui, rencontrant le lendemain le médecin dénonciateur, lui dit :

« C'est pas gentil, docteur, pour une fois que vous me voyez en faute, d'aller le dire partout, moi qui passe ma vie à cacher les vôtres sous terre. »

*
* *

Aux colonies :

Une jeune mère créole, sous la vérandah, couve du regard son tout petit et premier enfant, l'héritier unique, l'espoir de la plantation.

Un bon nègre, pris tout jeune, il y a nombre d'années dans une tribu d'anthropophages, est commis au soin de garder et distraire l'enfant adoré.

Le nègre joue de son mieux avec le tout petit, le dorlotte, le câline, le fait sauter, l'étend sur ses genoux, et finalement, lui tapotant le ventre, il dit à la mère, en comble de compliment :

« Petit foie à ça, bon manger.

⁂

La petite X... visite les catacombes avec l'un de ses protecteurs. Son pied heurte tout à coup un crâne contemporain de Philippe-Auguste, noirci par le temps et par un terrain houiller :

« Tiens! s'écrie-t-elle très sérieusement, un crâne de nègre!! »

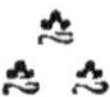

Un honorable confrère envoie un de ses commis porter une boîte de pilules à un malade, et une caisse contenant six lapins vivants à un de ses amis.

Malheureusement le commis se trompe et remet la caisse au malade et les pilules à l'ami.

Vous devez comprendre facilement la stupéfaction du patient lorsque, avec les lapins, il reçoit la prescription suivante :

« En avaler deux toutes les demi-heures. »

Vu sur une voiture traversant Paris :

Lait pour les enfants naturel.

Ce n'est que trop juste; voilà de la bonne égalité.

*
* *

Pensées sauvages :

— C'est faire un bien piètre *calcul* que de sonder le *canal* de la vessie dans l'espoir de découvrir des cailloux du *Rhin*.

— Des exploiteurs en digne émule,
Le pharmacien astucieux
Dore, dit-on, bien la pilule :
Mais il l'*argente* encore mieux !!

— Une femme myope peut être presbyte. (Dr H.)

— Parmi tous les *a-coups* que reçoit une femme, l'accouchement est un des plus douloureux,

*
* *

Le poète Enricus Cordus traçait un portrait bien vrai du médecin de son époque.

Tres medicus facies habet : unam quando rogatur
« Angelicam « : mox est cum juvat ipse « deus ».
Post ubi curato poscit sua præmia morbo,
Horridus apparet terribilis que « Satan ».

Le médecin se présente sous trois aspects : quand on a besoin de lui, on lui trouve le visage d'un ange;

et quand il réussit, le visage d'un dieu. Mais, vient-il après sa cure demander le prix de ses soins, on lui trouve le visage satanique.

Ces vers écrits en 1535 ne sont-ils pas encore une vivante actualité?

⁂

Délicieux quatrain anonyme sur le champagne et la goutte :

Notre orteil est ton but, adversaire divin
O champagne ! — et toujours tu nous vaincs dans la lutte :
Ce qu'Hugo dit de l'eau peut se dire du vin :
Perle avant de tomber et « goutte » après la chute.

On cause d'avarice.

« Moi, dit Cabantous, de Marseille, j'ai connu l'homme le plus avare de Martigues. Il n'avait pas une dent et ne voulait épouser qu'une femme également dépourvue de molaires!...

— Eh bien?...

— Par économie... ils n'avaient qu'un ratelier pour deux! »

*
* *

Un mot d'avare qui donne froid dans le dos.

Un pauvre diable à la mine blême, l'accoste hier à la tombée de la nuit.

« Monsieur, balbutie-t-il, voilà deux jours que je n'ai rien mangé.

— Allez voir un médecin, a répondu le ladre en s'éloignant vivement. »

*
* *

Le même, convalescent d'une fièvre typhoïde :

« Comment, docteur, dit-il au médecin qui est à son chevet, ai-je pu vivre trois semaines sans manger?

— La fièvre nourrit, répond le docteur.

— Bien vrai?

— Enormément.

— Est-ce qu'on ne pourrait pas en donner à mes domestiques?

*
* *

Timoléon, en maniant un fusil, s'est légèrement

mutilé la main. Il a une peur effrayante de mourir de sa blessure.

Hier un de ses amis va le voir.

« N'ayez pas d'idées aussi tristes, lui dit-il, vous n'avez qu'un bobo et dans quelques jours rien n'y paraîtra plus.

— Vous croyez peut-être que je me suis fait une blessure ordinaire, reprend Timoléon : mais vous ignorez donc que le chien m'est entré dans les chairs.

— Eh bien !

— Eh bien, pouvez-vous m'assurer que le chien n'était pas enragé? »

⁂

Le docteur Mallez rencontre un de ses confrères :

« Ou allez-vous si affairé?

— Chez le banquier Fortesom; c'est la cinquième fois qu'il me fait appeler pour l'opération de la pierre.

— Cinq fois ! Veinard allez ! Que d'argent vous devez gagner, un vrai denier de Saint-Pierre!

⁂

M. B... qui a été nommé inspecteur primaire, il y

a quelque temps, dans un chef-lieu d'arrondissement du centre, est, paraît-il, albinos. Il a les cheveux tout blancs et paraît tout à fait jeune.

Ces jours derniers, une jeune institutrice s'entretenait de cet inspecteur, avec une de ses collègues, d'un certain âge, disons-le bien vite.

« Comment est-il fait votre inspecteur? demanda-t-elle à cette dernière. Dépeignez-le-moi un peu. Est-il vrai qu'il est albinos?

— Ma foi, ma chère amie, répondit la doyenne d'âge : je vous dirai franchement que je ne connais nullement les *opinions politiques* de mon chef » (historique).

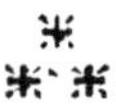

Quels égoïstes que ces malades!

X... qui vient d'enterrer son médecin la semaine dernière, est absolument furieux.

— N'est-ce pas déloyal au premier chef! dit-il à qui veut l'entendre : ma cure était assurée, j'en avais déja payé la moitié du prix convenu, et voilà que mon docteur s'avise de mourir avant de m'avoir guéri!

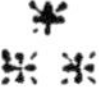

Dans une chambrée de soldats. Le sergent entrant :

— Le capitaine vient de dire qu'il y a des miasmes : qu'on ferme les portes et que personne ne sorte.

⁂

Lu à la devanture d'un libraire :

HISTOIRE D'HÉLOISE ET ABEILARD

(Reproduction interdite.)

J'te crois !!!

⁂

On sait que les formules de salut en usage changent selon les pays. Il n'y a pas que notre coup de chapeau français suivi du : « Comment vous portez-vous ? » traditionnel.

En Orient, l'Arabe dit : « Puisse la matinée être belle ! »

« Que Dieu t'accorde ses faveurs ! » dit l'Ottoman avec gravité.

Le Persan prononce une salutation dans ce genre : « Puisse ton ombre ne jamais diminuer ! »

Les Egyptiens : « Comment va la transpiration? Transpirez-vous salutairement? »

Les Chinois : « Avez-vous mangé votre riz?... Votre estomac fonctionne-t-il?... Est-il en bon ordre? »

Les anciens Grecs avaient l'âme épanouie : « Réjouis-toi! » se disaient-ils.

Les Grecs modernes, devenus gens de négoce, se saluent en disant : « Que fais-tu? » c'est-à-dire : « Comment vont les affaires? Les huiles se vendent-elles? Les raisins, les figues et le miel sont-ils abondants? »

Les Romains primitifs se saluaient : *Vale! Salve!* c'est-à-dire : « Sois en bonne santé, sois fort! »

Les Romains de la décadence se traitaient en s'abordant : « *Dulcissime rerum!* O le plus doux des objets! »

Les Italiens du nord se disaient jadis : « Santé et gain. »

On disait jadis à Naples : « Croissez en sainteté! » Aujourd'hui, on dit en Italie : « Comment êtes-vous? »

En Espagne : « Comment la passez-vous? »

En Allemagne : « Comment cela va-t-il? » ou : « Comment vous trouvez-vous? »

Le Hollandais, éminemment commerçant et navigateur, salue : « Comment voyagez-vous? »

Le Suédois : « Comment pouvez-vous? » c'est-à-dire : « Etes-vous dispos, vigoureux? »

« Comment vivez-vous? » dit l'Ecossais hospitalier.

Le Russe salue laconiquement par : « Soyez bien ! » Enfin, l'humoriste Anglais dit : « Comment faites-vous? » ou : « Comment êtes-vous? »

*
* *

Détaché d'un roman-feuilleton, ce prodigieux paragraphe, qu'on pourrait appeler le comble de l'infirmité en littérature :

« En dépit d'un raisonnement boiteux à l'excès, Paul de Fresville restait là debout, sa lanterne sourde à la main, toujours soutenu par sa foi aveugle, mais déjà malgré lui en proie à une muette douleur. »

Pauvre Paul de Fresville ! Avoir à la fois une foi aveugle, une douleur muette, un raisonnement boîteux, une lanterne sourde, et qui sait, peut-être des rhumatismes ! Comme on prévoit bien le sort que lui réserve son épouse !

*
* *

Entendu dans le cabinet du docteur S..., un prince de la science qui a souvent le petit mot pour rire :

« Docteur, je vous présente une jeune fille dont je suis le tuteur... Elle n'est pas précisément malade, mais sa maigreur, comme vous voyez, est effrayante.

— Eh bien!... nous allons la traiter par la belladone... Cette plante a la propriété de dilater la pupille !... »

Fragments de conversation :

« Tiens, vous voilà rétabli?

— Comme vous voyez... J'ai gardé la chambre pendant huit jours; il m'était impossible de marcher...

— Un rhumatisme?

— Non, il m'est venu un maudit œil de perdrix.

— Auriez-vous pris ça à la chasse?

La femme d'un célèbre banquier juif est en train de donner un héritier à son mari.

Le docteur appelé auprès d'elle, ne dissimule pas ses inquiétudes :

« L'opération sera douloureuse. Peut-être faudra-t-il employer le forceps? L'enfant se présente mal...

— Bon, dit quelqu'un, montrez-lui une pièce de cent sous : il sortira tout seul. »

*
* *

J'ai connu une dame, une très grande dame, aquarelliste distinguée, qui peignait avec une touchante affection conjugale les calculs vésicaux de son mari.

Ça faisait une jolie nature morte.

*
* *

Le docteur Paupard, médecin des hôpitaux, faisait dernièrement sa visite.

« Drôle d'habitude que vous avez là, de porter des souliers pointus, dit-il aux étudiants présents. Cela déforme le pied, qui est naturellement carré.

Et comme il passait devant le lit d'un malade, il lui touche, par dessus le drap, la jambe droite.

— Un exemple, tenez, entre mille. Je vais vous montrer le pied de ce malade : il est carré. Il n'y a pas d'exception.

Tout en parlant il rejette le drap. Le malade avait été amputé du pied droit.

Tête du docteur et rire des étudiants.

⁂

Dans le casino d'une station pyrénéenne, un homme mûr, agrémenté de fortes moustaches et d'une forte rosette multicolore, fait la chouette à l'écarté et passe indéfiniment.

— Ah! c'est trop fort! s'écria un naïf adolescent, complétement décavé, je n'ai jamais vu une aussi formidable veine!...

— Vous pouvez dire une artère, réplique un voisin, et même une artère... *carottide.*

⁂

Un vieux beau, fourbu, éclopé, vanné de toutes façons, est obligé de garder la chambre et de recourir aux soins de son médecin.

L'Esculape accourt, et après avoir établi son diagnostic, croit de son devoir de morigéner quelque peu son client.

« Ah ça! dit-il, vous ne serez donc jamais raisonnable? A votre âge, que diable! on devrait savoir commander à ses passions.

— Pardon, docteur, reprend fièrement le malade,

si j'avais encore quelque empire sur elles, je leur commanderais plutôt de se réveiller! »

*
* *

Dans un journal cette semaine, à propos de je ne sais plus quel fait-divers, on lisait :

« M. le docteur Dangereux a donné ses soins... etc. »

Le docteur Dangereux...

Brrrou! quel nom!

Et dire que je connais le Dr Décès, le Dr Lamort, le Dr Cercueil, le Dr Ducimetière, le Dr Passérieux, et bien d'autres... (j'en connais 2500).

*
* *

Amédée Latour a écrit, jadis, une charmante nouvelle à la main, à propos de la première botte d'asperges. La voici, telle qu'il l'a fit passer dans l'*Union médicale,* sous son pseudonyme de *Simplice.*

... Et à propos d'asperge, et de ses propriétés très sensibles à l'olfaction, me revient en mémoire une anecdote assez drôlette racontée par Vidal (de Cassis), anecdote qu'il intitulait : l'*Asperge accusatrice.* Un confrère très gourmand, mais très connu aussi par ses infortunes conjugales, passant

6.

un jour devant la boutique de Chevet, y aperçoit une magnifique botte d'asperges. C'était en plein mois de Janvier et par quinze degrés au-dessous de zéro.

— Combien cette botte?

— Pour vous, monsieur le docteur, qui êtes un client, ce sera 50 francs.

— Trop cher pour moi.

— C'était la seule botte qu'il y eût aux Halles, ce matin.

Le confrère ne se laissa pas tenter.

Après un dîner pris à son cercle, le confrère demanda à sa femme :

— Et toi, bonne amie, où as-tu dîné?

— Chez ma sœur, répond-elle avec aplomb.

Mais, disant cela, l'odeur très caractéristique de l'*asparagus officinalis* se répand dans la chambre.

Notre confrère ne souffle mot, n'en dort pas mieux, se rappelant ces paroles fatales de Mme Chevet, « c'était la seule botte qu'il y eût aux Halles ».

Rien de plus pressé, le lendemain, que de courir chez Mme Chevet et de lui demander à qui elle avait vendu, hier, sa botte d'asperges.

— Au grand Véfour, lui fut-il répondu. »

Dans ce cabaret fameux, au moyen d'un louis séducteur habilement donné à un garçon, il fut facile au mari infortuné de connaître tous les détails de l'aventure, accompagnée de beaucoup d'autres anecdotes de ce genre, ce qui eut pour résultat final de provoquer et d'obtenir une séparation de corps.

Et voilà comme, époux ou épouses perfides, l'asperge peut fournir un témoignage dangereux de vos méfaits matrimoniaux.

⁂

Un chirurgien distrait, cela fait frémir;... ou bien cela fait sourire, comme dans le cas suivant :

M. X... est un praticien sujet à des absences. L'autre soir, il dînait dans une famille amie.

« Docteur, lui dit la maîtresse de maison, nous comptons sur vous, qui êtes si adroit pour découper le gigot.

— Volontiers, répond-il.

Et, saisissant le gigot avec autorité, il y pratique une forte entaille. Puis... que se passe-t-il dans son esprit?... Le voilà qui tire de la ouate de sa poche, des bandes de linge aussi, et qui fait un pansement selon les règles.

Cette scène de clinique rend muet les convives.

Mais lui, toujours plongé dans son rêve profond, balbutie ces paroles :

— Avec du repos et des soins... ça ne sera rien.

*
* *

Mes combles (volés au célèbre album que l'on sait).

Celui de l'orthopédie (dédié aux frères Rainal) :

Poser un corset aux Côtes-du-Nord.

Celui de la pornographie :

Se coucher avec l'aube.

Le comble de la théologie pour un médecin :

Méditer sur le mystère de l'incarnation... d'un ongle.

Le comble de la déveine :

C'est, pour un bossu, être professeur de droit.

Le comble de la prévoyance :

Mettre un crachoir à côté de sa cheminée sous prétexte qu'elle fume.

Le comble de l'ironie pour le médecin dont le malade n'a plus que la peau et les os :

Trouver très spirituelles les saillies de son client.

Le comble de l'aplomb pour un journaliste médical :

Vouloir faire un journal incisif avec le *Scalpel de Liège*.

Le comble de l'hydrologie :

Faire sortir de l'eau d'une pompe funèbre.

Le comble de l'art pour un tourneur:

Tourner de l'œil.

Le comble de l'habileté pour un travailleur de nuit :

Vider les fosses nasales.

Quel est le comble de l'amour de l'art pour un musicien?

C'est de se pendre avec une corde vocale.

Le comble du célibat religieux pour une nonne :

Avoir le ver solitaire et refuser de prendre de la fougère *mâle* (pour l'expulser... comme une simple congrégation).

⁂

Dernièrement, notre confrère M... est appelé à la hâte par un coup de sonnette nocturne et retentissant :

« C'est pour ma maîtresse, monsieur, lui dit une petite bonne fort émue... Elle vient de s'empoisonner par amour. Venez vite, monsieur, venez vite.

Le médecin trouva étendue sur un grand canapé bleu ciel une jeune dame blonde, empoisonnée en effet, mais très peu, aussi peu que possible. Il la tira d'affaire très facilement.

Un monsieur, le lendemain se présente chez le médecin.

« Vous avez bien voulu hier donner vos soins à Mme Z... Je viens vous remercier et en même temps vous apporter...

Il dépose sur la cheminée une petite papillote de cinq louis. Puis, pendant que le médecin le reconduisait :

— Pauvre femme, lui dit-il, on lui avait dit que j'allais me marier... alors le désespoir..., elle me l'a avoué tout à l'heure... Enfin c'est pour moi, monsieur, c'est pour moi qu'elle a voulu mourir...

Le lendemain, chez le médecin, visite d'un second monsieur, et absolument le même discours avec une légère variante :

— Pauvre enfant... c'est à cause de moi... Elle m'a trouvé froid dans ces derniers temps. Elle a cru que je ne l'aimais plus... et alors, perdant la tête... Elle vient de tout me raconter à l'instant... Par bonheur, vous êtes accouru... et vous l'avez sauvée. Croyez, docteur, à ma reconnaissance, à mon éternelle reconnaissance.

Par là-dessus nouvelle papillote, plus sérieuse, de dix louis, celle-là. Craignant de compromettre sa jeune cliente, le médecin n'ose pas dire qu'il a déjà été payé... Il prend la seconde papillote. Cependant c'est un honnête homme... Il a des scrupules — et puis il n'est pas fâché de revoir cette jolie personne qui s'empoisonne par amour pour tant de monde... Il arrive...

— Ce cher docteur, mon sauveur... entrez donc.

Il s'assied et commence sa petite histoire. Il explique que deux messieurs sont déjà venus... Mais au premier mot, elle l'arrête :

— Deux seulement? lui dit-elle en riant; rentrez vite alors : il va en venir un troisième, il sort d'ici pour aller chez vous...

Et comme il descendait l'escalier, elle lui cria d'en haut :

— Vous savez, docteur, ça ne sera peut-être pas le dernier! »

*
* *

Un monsieur entre dans une taverne, à Bruxelles, et demande la carte du jour :

« Que mangera monsieur? dit le garçon.

— Donnez-moi pour commencer deux œufs sur le plat.

— Et à moi aussi, dit le chien, qui s'est posé sur une chaise, à côté de son maître.

Le garçon reste effaré.

Quelques instants après, le consommateur le rappelle :

— Garçon, donnez-moi un filet aux pommes.

— Et à moi aussi, dit de nouveau le chien.

Stupéfaction croissante du garçon.

A la table voisine se trouve un Anglais qui interpelle le monsieur et lui dit :

— Vous avez dû vous donner une peine énorme pour apprendre à parler à ce chien?

— Mais oui.

— Vous ne consentiriez pas à le vendre?

— A aucun prix.

— Je t'en prie, ne me vends pas ! s'écrie le chien d'un ton suppliant.

— Si l'on vous offrait mille livres sterling, dit l'Anglais de plus en plus alléché.

— Mille livres sterling, c'est une jolie somme, répond l'interlocuteur.

Ils finissent par s'entendre.

L'Anglais fait un chèque de mille livres et emporte le chien.

— Puisque tu m'as vendu, s'écrie celui-ci en regardant son maître, je me vengerai et je ne parlerai plus. »

Le vendeur était ventriloque.

⁂

Chez un docteur des plus fameux,
Le paysan Guillaume, un matin, se présente;
La démarche est toute tremblante,
Il a des larmes dans les yeux.
« Voyons, dit le docteur, pas de peur ridicule;
« Qu'avez-vous? Dépêchez, vous voyez qu'on m'attend.
« — *Ce que j'ai?* lui répond Guillaume, en hésitant.
« — Allons, vite, en deux mots. — *Docteur, j'ai la fistule.*
« — Ah! déshabillez-vous. — *Plaît-il?* — Vite. — *Comment!*
« *Que je me déshabille?* — Eh bien, assurément!
« Comment voudriez-vous... Otez-moi votre veste.
« — *Hein! Eh quoi, ma veste?* — Oui, le gilet et le reste..
« — *Le reste?* — Oui, sans doute. — *Aussi le pantalon?*
« *C'est drôle tout de même.* — En finirez-vous? .. Bon!
« Maintenant, avancez. Mettez-là votre tête
« Au fond de ce fauteuil. Très bien, comme cela.
« Le reste en l'air! *Que j'dois avoir l'air bête,*
« Se dit le paysan, *dans cette pose-là!*
« — Levez votre chemise. — *Ah! mais non!* — Triple brute,
« Fais ce que je dis. » Guillaume s'exécute.

« Maintenant, procédons. — *Mais vous me farfouillez !*
« Te tairas-tu, misérable imbécile!
« — *Mais vous me chatouillez !*
« — Te tiendras-tu tranquille ! »
Et d'un index intelligent
Tout à son art et sans scrupule,
Il examine à fond le pauvre patient :
Mais il a beau chercher, pas la moindre fistule.
Il prend sa loupe, il tâte encor : « Mais tu n'as rien;
« Que viens-tu me conter, drôle ? — *Je le sais bien.*
« — Te moques-tu de moi?—*Moi, bon Dieu!*— Toi, sans doute!
« --- *Excusez, docteur, mais vous faites fausse route,*
Dit Guillaume, toujours le nez dans son fauteuil,
Ce n'est pas au c..., c'est à l'œil ! »

(*Auctore* Louis Monrose:)

*
* *

Energique traitement de l'obésité :

Deux amis se rencontrent; l'un d'eux a pris un fort embonpoint depuis qu'ils ne se sont vus.

« Mais tu deviens énorme! lui dit l'autre. Tu ne prends donc pas d'exercice?

— Par exemple! C'est moi qui mouds le café à la maison!

*
* *

ELOGE DES LARMES (*rien de Schubert*)

par Richepin et Marrot

Vauquelin et Fourcroy les ont analysées.
Ils ont trouvé dedans du sel et du mucus.
Mes amis, qu'en eût dit Horatius Flaccus?
Le mucus florissant dans les âmes brisées!
Combien Horatius en eût fait de risées!
Quand les anciens pleuraient sur l'amour de leurs mies,
Les pauvres vieux versaient, et ne savaient pas quoi.
Grâces à Vauquelin et grâces à Fourcroy,
Nous connaissons à fond nos paupières blêmies;
Mais les pauvres anciens n'avaient pas nos chimies,
Ils ont toujours pleuré sans jamais savoir quoi.

. . . .

. . . .

O larmes, diamants qui tombent de nos cœurs,
Comme l'eau du matin tombe des fleurs brisées,
Vauquelin et Fourcroy vous ont analysées,
O larmes, et dans leurs creusets, sur leurs réchauds
Ils ont trouvé ceci, tel que je dois l'écrire :
Eau, sel, soude, mucus et phosphate de chaux.
O larmes, diamants du cœur, laissez-moi rire!

Puisque je barbotte dans les eaux de Pégase, je ne veux pas oublier notre grand poète médical, le docteur G. Camuset :

LE SPÉCULUM (*Sonnet*)

Catinette, en quelque aventure
S'étant éraillé le satin,
Va consulter un beau matin.
On la hisse; elle est en posture.

Un tube d'étroite ouverture
Dans un pâle reflet d'étain
Guide le regard incertain
Au sein de sa riche nature.

Voilà le bobo découvert.
A nous la flamme, à nous le fer
Mais — ô faiblesse de la bête —

Son cautère à peine soufflé,
L'opérateur, courbant la tête,
Adore ce qu'il a brûlé.

* * *

Entre peintres, à la brasserie de la Truie qui file.

« Qu'est-ce que tu fais, maintenant?

— Une chose épatante, mon cher : un Prométhée.

— Épatant, un Prométhée? Cette vieille machine? Toujours le vautour?

— Mais non; c'est le vieux jeu; je fais Prométhée après le vautour; je le représente allant faire soigner son foie dans une ville d'eaux minérales.

* * *

Un mot très raide, mais bien amusant, de Gavroche.

Hier, il croise sur le boulevard une superbe négresse dont l'embonpoint révélait un état incontestablement intéressant.

Gavroche s'arrête, et, levant les bras, s'écrie avec son accent faubourien :

« En v'là une commère qui n'a pas de grève dans son bassin houiller!... »

*
* *

Un médecin anglais, qui avait probablement du temps à perdre, le docteur Wilson, a eu l'idée de compter la moyenne des cheveux qui ornent la tête humaine. M. Wilson estime, à la suite de ces minutieuses investigations, que chaque pouce carré de cuir chevelu contient 1,066 cheveux. Or, la superficie de la tête humaine étant d'environ 120 pouces carrés, il s'ensuit que la moyenne d'une chevelure est de 127,920 cheveux. Il va sans dire que, pour établir sa moyenne, le docteur n'a pas fait entrer en ligne de compte les belles calvities qui éveillent à l'esprit l'idée de la bille de billard. Il a choisi des têtes honorablement chevelues.

*
* *

C'est dans une petite ville des Pyrénées. Le médecin sort de la chambre du malade. Tout est fini; l'homme est mort.

« Ah! docteur, fait la veuve éplorée, mon mari n'est plus. Je vous remercie tout de même, vous l'avez bien soigné.

— Oui, ajoute le docteur, et pour qu'il ait une dernière satisfaction, je lui ai montré mon diplôme! »

*
* *

Un maître d'hôtel, grand enthousiaste de M. Pasteur, expliquait les récentes expériences du célèbre savant.

« Sont-elles infaillibles? demanda un client sceptique.

— Absolument infaillibles. Tenez, ce lapin que vous êtes en train de manger... il a été enragé trois fois. »

*
* *

« Vous savez, Mlle Z..., cette charmante mondaine qui avait la danse de Saint-Guy? Son médecin l'a guérie.

— Et comment?

— Il l'a traitée par l'homœpathie... Il l'a mise à l'eau de « Vals ».

*
* *

Tous les journaux ayant offert à leurs lecteurs des

conseils pratiques et une série de précautions à suivre en vue du choléra, l'un d'eux a immédiatement couru chez un professeur, flambeau de science qui a laissé jaillir sur lui quelques étincelles.

Voici les principales précautions à prendre :

C'est facile comme un pronunciamiento espagnol, et le choléra n'est plus, grâce à cette hygiène, qu'une immense fumisterie ;

« Tous les matins, à jeun, vous prenez un bain de moutarde chauffé à 273°, en ayant soin de vous garnir pour le reste de la journée de onze rigollots entremêlés de papier Fayard.

« Après le bain, vous avalez deux bouteilles d'Hunyadî-Janos, et vous commencez les mouvements gymnastiques ; le canon Holtum, très recommandé. On peut aussi se laisser choir du haut d'un arbre. La secousse est excellente pour chasser les mauvaises idées.

« A onze heures, déjeuner frugal. Il est recommandé de ne manger ni du pain, ni de la viande, ni des légumes, ni du poisson ; mais la nourriture doit être aussi saine que variée.

« Comme boisson, on ne prendra ni du vin, qui est fait avec de l'eau, ni de l'eau qui contient des germes dangereux. Nous conseillons simplement l'huile de ricin, qui, outre son goût agréable. servira de purgatif.

« Aussitôt après le déjeuner et afin de rétablir la circulation du sang, on se débarrassera des rigollots, mais on se fera enduire de cirage et brosser jusqu'au luisant le plus artistique.

« Vers trois heures, afin de changer d'air, vous pouvez monter en ballon.

« A cinq heures, et avant le repas du soir, vous reprenez un bain de moutarde, et ainsi de suite jusqu'à ce que la mort s'ensuive.

« Il y a gros à parier que l'individu ainsi traité n'aura rien à craindre du choléra. »

Qu'en pense mon élève Pasteur, le père des microbes?

Pas neuve, mais toujours drôle :

Lui. — Je viens de rencontrer quelqu'un qui donnerait bien vingt-cinq louis pour te voir.

Elle, vivement. — Qui?

Lui. — Un aveugle!

*
* *

Dialogue entre mari et femme :

« Le pavage en bois, ça permet aux habitants de dormir?

—Je crois bien!... le nombre des naissances a diminué dans toutes les rues pavées en bois.

*
* *

LES GAIETÉS DU CHOLÉRA

Le docteur Cercueillard a inventé, pour sa belle-mère, une recette prophylactique que je ne recommande pas à nos lecteurs :

Se tenir, matin et soir, un quart d'heure au moins dans un courant d'air.

Boire à chaque repas une bouteille de vin falsifié.

Deux tranches de melon au déjeuner, autant au diner.

Une fois par jour, salade de tomates crues.

Marcher tête nue en plein soleil de midi à une heure.

Etant en sueur, boire une carafe d'eau frappée et descendre à la cave en manches de chemise.

Boissons glacées aux heures des fortes chaleurs.

Le culte de Vénus matin et soir.

Cidre, champagne, groseille et framboises.

Le meilleur moyen de ne pas être atteint du choléra est d'abord de ne pas y croire.

Plus on commet d'imprudences et moins on court de risques. Si l'on est pincé de cette façon-là, on a la consolation de se dire qu'on a bien fait tout ce qu'il fallait!

*
* *

Les prescriptions du conseil d'hygiène contre le choléra, c'est très bien... mais cela pourrait n'être pas suffisant. Joignons-y donc celles des journaux catholiques :

Réciter chaque jour l'oraison du missel *Pro vitanda mortalitate vel tempore pestilentiae* (pour éviter la mort et pour le temps de la peste).

Dire trois fois : *A peste, fame et bello, libera nos, Domine.*

Trois fois aussi les invocations :

Cœur sacré de Jésus, ayez pitié de nous.

Notre-Dame de Salut, préservons-nous.

Saint Roch, priez pour nous.

Saint Christophe, priez pour nous.

Croyez et, surtout, ne buvez pas de l'eau.

Si après cela, vous n'êtes pas indemne, je donne ma langue au chien... de saint-Roch.

Mais c'est chez Léon XIII qu'il faut le plus admirer les mesures préventives qui ont été adoptées. Un cantique à saint Labre, patron des microbes, est entonné, matin et soir, par le sympathique vicaire de J.-C., qui se prosterne le front contre terre, en essayant de fléchir Dieu par ses oraisons désinfectantes.

N. B. — Pour la circonstance, et vu l'intervention du doigt de Dieu dans le fléau qui nous menace, le *Pater* NOSTRAS *qui es in cœlis*... etc., etc...

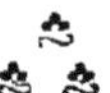

Un vieux quatrain prophylactique, remis en mémoire à propos du choléra :

Tiens tes pattes au chaud,
Tiens vides tes boyaux,
Ne vois pas Marguerite,
Du choléra tu seras quitte.

Le conseil est bon et facile à suivre, au moins pour deux des trois points.

*
* *

Eugène Sue, dans le *Juif-Errant*, montre qu'il faut combattre le choléra par l'indifférence et la gaieté. C'est de la gaieté française, qu'il faut encore opposer à toutes les qualifications vaines sur lesquelles les médecins font actuellement des variations si variées. Autrefois, on disait le *choléra morbus*... on ne pouvait guère, en vérité, l'appeler autrement. Aujourd'hui on dit le *choléra nostras*, comme on dirait le *pater noster*... La vérité est encore dans ce conseil donné par Emille de la Bédollière :

Ne buvez pas trop de rhum
Pour garder le décorum.

L'école de Salerne aurait peut-être adopté ce dicton, bon à pratiquer en temps d'épidémie :

Ne craignez pas de sentir l'ail.
Vous serez fidèle à Raspail.

*
* *

Un trait d'esprit d'Harel, le célèbre directeur de la Porte-Saint-Martin.

Un beau matin les Parisiens virent s'étaler sur les murs les lignes suivantes :

« On a remarqué « avec étonnement » que les salles de spectacle étaient les seuls endroits publics où, quel que fût le nombre des spectateurs, aucun cas de choléra ne s'était encore manifesté. Nous livrons ce fait « incontestable » à l'investigation de la science. »

*
* *

Par crainte du choléra, les boudinés ne portent plus de collet ras ni de pardessus tout longs.

Un homme atteint d'un gros rhume,
Vient de mourir. Singulier cas,
Le paletot de son costume
Avait, dit-on, le *collet ras.*

*
* *

En correctionnelle :

Le président. — Encore vous, et pour vol !

L'accusé. — Mon président, c'est la faute à mon médecin. Cet illustre, il m'a conseillé, vu cette horreur pour le choléra, de ne point changer mes petites habitudes.

*
* *

Savez-vous pourquoi le choléra est asiatique?

Parce qu'il s'attrape.

Satrape, pour les abonnés de l'*Union médicale*.

*
* *

Le peintre D... a deux enfants ; René, qui est un fieffé galopin, et une petite fille encore au berceau.

Hier, la nourrice, qui s'était absentée quelques instants, rentre dans la chambre et voit celle-ci complètement verte.

Affolée de terreur, elle appelle au secours; les parents arrivent, et l'on constate que la pauvre petite est couverte d'une épaisse couche de peinture.

Alors René, avec calme :

« Faut pas me gronder, c'était pour rire : nous jouions au choléra. »

*
* *

Mme Chapusot arrive, effarée, chez le Dr M...

— Venez vite! ma fille se tort; je crois qu'elle a le choléra.

— Vraiment?

— Oui, c'est en mangeant des fruits; vous comprenez, elle aura avalé un crobe.

— Vous voulez dire : un microbe?

— Oh! ce doit être un crobe entier; pensez donc, quand on est dans ces états-là!...

*
* *

On demande à un docteur américain un remède contre le choléra :

« Yes, dit le diplomé de San-Francisco, buvez du thé « for ever ».

— Tiens! moi qui ne peux souffrir que le thé faible et noir! »

*
* *

Mlle Margot a peur que sa poupée n'attrape le choléra. Aussi lit-elle toutes les prescriptions qui sont dans les journaux.

Elle ne comprend pas du tout, mais elle n'oublie rien quand même.

— Et surtout, mademoiselle, dit-elle à sa poupée avant de sortir avec sa mère, ne sacrifiez pas trop à Vénus!

*
* *

Au restaurant :

« Garçon?

— Monsieur!

— Votre poisson me semble plus ou moins frais; moins que plus. D'où vient-il?

— Monsieur, il arrive de la Méditerranée.

— Ah! très bien; je vois ce que c'est; avant de le servir, vous lui faites subir une quarantaine.

*
* *

En temps d'épidémie, quel est le comble des précautions hygiéniques?

— C'est vouloir attacher ses chaussures avec un cordon sanitaire.

*
* *

M. de la Calinaudière, préfet, vient de télégraphier au ministre de l'intérieur :

« Toutes les mesures sont prises. Chacun est à son poste. Nous n'attendons plus que le choléra. »

*
* *

Guibollard, atteint de choléra très violent, envoie chercher son médecin.

— Quel est le siège de votre maladie? lui demande le docteur.

— Le voici, répond le doux gâteux, en désignant d'un geste noble une chaise percée.

Ce mot de Guibollard ne vous rappelle-t-il pas la vieille épigramme de Rousseau :

LE MORIBOND RAILLEUR

Roger, homme jovial,
Ayant la dysenterie,
Dans le plus fort de son mal
Conserva toujours égal
L'esprit de plaisanterie.
Et de temps en temps raillant,
Jusqu'à son heure dernière;
Hélas! dit-il en mourant,
Je suis venu par devant,
Je m'en vais par le derrière.

*
* *

LA PEUR ET LE CHOLÉRA
(*Conte oriental.*)

Un Turc, songeant au Ciel, à la grâce éternelle
Que le Grand Mahomet promet aux vrais croyants,
Rencontra sur ses pas le choléra rebelle,
Dont la bouche est livide et les yeux sont sanglants!

Epargne-moi, dit-il, j'ai mis toute ma gloire
A prier, chaque jour, le Maître des humains;
Assez doivent tomber, pour ta triste victoire,
Dans la poussière des chemins.
Bon! fit le Choléra, tu peux dormir tranquille,
Je veux bien écouter les accents de ta voix;
Parmi tous les mortels n'en prendre que deux mille,
Et je n'en prendrai pas un de plus, cette fois.
Notre Turc, rassuré, reprit sa longue route,
Du père des houris brandissant le drapeau;
Eprouvant quelquefois une lueur de doute,
Devant la marche du fléau.
En effet, sur les pas du Choléra perfide
Apparaissait toujours l'injustice du sort,
Et cinq mille mortels, sous sa colère avide,
S'endormirent glacés dans les bras de la mort.
Et notre vrai croyant, la prière à la bouche,
Rencontra de nouveau, sur le même chemin,
Le sombre Choléra qui s'en allait farouche
Comme un pourvoyeur du Destin.
— Pourquoi m'as-tu trompé, dit le Turc en colère!
—Mais, fit le Choléra, subitement railleur,
Deux mille m'ont suffi; je suis resté sincère!
— Et qui donc a tué les autres? — C'EST LA PEUR!

Evariste CARRANCE.

*
* *

Dans tous les pays où le choléra menace de sévir, les autorités, tout en prescrivant des mesures sanitaires, s'efforcent par tous les moyens possibles de remonter le moral des habitants.

Le bourgmestre d'une petite ville de Bavière a cru lui aussi devoir communiquer à ses administrés les mesures de sage prévoyance qu'il avait adoptées, et il termine ses instructions par cet avis :

« Pour le moment, nous ne croyons pas devoir faire préparer de cercueils, mais nous invitons les menuisiers à se munir dès aujourd'hui du bois nécessaire pour en confectionner de grandes quantités. »

Voilà un homme qui s'entend à rassurer ses concitoyens.

*
* *

Très jovial, le docteur X.

Il est mandé chez un jeune employé du chemin de fer P.-L.-M. pour un cas de cholérine survenu en pleine lune de miel.

La femme très fraîche et qui n'a pas ses yeux

dans sa poche, est interrogée sur l'origine probable de la maladie.

« Nous sommes allés chez sa mère et il a voulu nettoyer la basse-cour, je crois que c'est le choléra des poules que mon pauvre mari a attrapé.

— Depuis combien de temps êtes-vous mariés?

— Depuis quinze jours.

— Alors, fait le docteur en souriant, c'est plutôt le choléra des coqs. »

Et la jeune mariée n'a pas rougi!!!

*
* *

Depuis qu'on parle du choléra, un de nos bons traqueurs donne à tout le monde, même à ses ennemis, les poignées de main les plus « cordiales ».

— Parce que, dit-il, tout ce qui est cordial est anticholérique!

*
* *

— Vous avez vu, dit quelqu'un, qu'on propose de guérir le choléra par le soufre... C'est le remède qu'on emploie déjà contre le phylloxera...

— Rien d'étonnant, interrompt Guibollard. Nous vivons sous le régime de *souffrage* universel!...

*
* *

La scène se passe au restaurant :

Un Monsieur, *qui vient d'examiner son addition.* — Garçon, faites venir le gérant.

Le Gérant. — Que désirez-vous, monsieur?

Le Monsieur. — Je suis indigné...

Le Gérant. — Et de quoi, monsieur?

Le Monsieur. — Dans les années ordinaires, sans doute. Mais dans les années de choléra, on ne devrait pas avoir l'impudence de compter une tranche de melon sur une addition. Vous êtes trop heureux d'en être débarrassé.

Le Gérant. — Monsieur n'était pas forcé d'en manger.

Le Monsieur *se coiffant et répondant avec fierté.* — Qu'est-ce qui vous dit que je ne suis pas venu ici pour m'empoisonner?

*
* *

C'était au plus fort du choléra de 1865, à Paris, et pour préciser davantage — car l'anecdote est absolument authentique — dans le petit hôtel de la rue Neuve-des-Martyrs qui portait, à cette époque, le numéro 4 bis.

On mourait comme mouches tout le long de la rue. La boulangère du nº 2 avait été enlevée en deux heures. On racontait des cas foudroyants tant au nº 4 qu'au nº 6. Le 4 bis, lui, restait indemne.

Un matin, le garçon d'hôtel entre dans une chambre, puis en sort précipitamment suant d'épouvante; il dégringole les escaliers, criant qu'il vient de voir un homme mort du choléra et déjà tout noir.

Les plus braves vont voir... et aperçoivent sur un lit... un nègre, un bon nègre, dormant du sommeil du juste et fort surpris à son réveil de la panique qu'il a causée!

Le lendemain, le garçon d'hôtel mourait des suites de son effroi.

*
* *

— Hé! hé! mon cher monsieur Calino, tous mes compliments. Je vous ai rencontré hier soir, sur le boulevard, avec une bien belle femme, mais un peu... comment dirai-je?... un peu de la dernière jeunesse...

— Que voulez-vous! En ce temps d'épidémie, mon médecin m'a rigoureusement prescrit l'usage des fruits murs!

*
* *

M. Joseph Prudhomme, qui a toujours peur du choléra, voit passer un escadron de cavalerie sur le champ de Mars.

— Mon Dieu! se dit-il, pourvu que toutes ces *selles* soient désinfectées.

*
* *

Peuh! le choléra de Marseille... En 1865, j'habitais sur les bords de la Garonne une petite ville de trois mille âmes où l'épidémie faisait 250 victimes tous les jours.

— Dura-t-elle longtemps?

— Quatre mois.

*
* *

— Ainsi, monsieur Guibollard, on croit avoir trouvé le microbe du choléra?

— Parfaitement. C'est un certain microbe en virgule... Je m'en défie tellement, que je ne mets plus la ponctuation à ce que j'écris!

*
* *

Deux consommateurs sont installés devant un café du boulevard. L'un d'eux interpelle le garçon :

« Servez-moi du soda water?

— Prenez garde, fait observer l'ami, cette boisson pousse à la cholérine : son vrai nom, c'est le « soda water... closet. »

*
* *

Encore une page de combles arrachés au fameux album du docteur M... :

Le comble de l'erreur, pour un curé appelé auprès d'un malade :

Croire qu'un lavement va droit au ciel parce qu'il vient d'être administré!

Le comble de la chance pour la femme d'un opticien :

Accoucher de deux jumelles.

Le comble de l'abrutissement :

C'est de passer sa vie et de se ruiner à casser à la carabine des *pipes*, dans les foires parce qu'on est membre de la Société contre l'abus du *tabac*.

Le comble du patriotisme :

Refuser de se purger avec de l'eau-de-vie allemande.

Le comble de l'ignorance pour un plombier :

Vouloir poser des tuyaux aux pompes funèbres.

Le comble de l'hygiène pour un musicien :
Prendre un bain de son.

Le comble de la pudeur chez une jeune fille.
Ne pas regarder le soleil se coucher.

Le comble du sang-froid chez un amputé :
On vient de lui couper la jambe droite; il n'a pas sourcillé.

— Bien joué!... dit-il au chirurgien. A présent voulez-vous me rendre un petit service?

— Très volontiers. Qu'est-ce donc?

— Les ongles de mon pied gauche sont bien longs. Pendant que vous y êtes, faites-moi donc l'amitié de me les couper.

Le comble de l'outrecuidance :
Se faire expulser de l'Ecole de santé militaire, et mettre comme sous-titre à toutes ses cartes de visite:

DOCTEUR X...
licencié du Val-de-Grâce.

Le comble de l'étonnement pour un homme de l'art:
Donner un ipéca stibié à une concierge, et ne réussir à lui faire vomir qu'un torrent d'injures.

Le comble de la confiance :
Se frotter le crâne avec du jus de cresson dans l'espoir de vaincre la cruelle alopécie.

Le comble de l'anesthésie :
Endormir un opéré de vaines promesses.

*
* *

Le coin de la poésie :

A LA SORBONNE

PAR HENRI SECOND

Deux tondus, un pelé, dans la salle exigue,
Font un cadre assez maigre au savant professeur :
Vieille Anglaise cherchant partout une âme sœur ;
Rentier ventru ; bohême à l'allure ambigue.

Le maître, un petit sec, parlotte avec douceur,
Mais il tient dans sa main jaune une lame aiguë
Dont il montre un lapin, qui, devant la ciguë,
Calme, comme Socrate, a l'oreille en casseur.

Dans la muette chair le scalpel crie, et l'homme,
Elève de lui-même et de Claude Bernard,
Découpe l'animal comme on taille une pomme.

— L'auditrice, sensible, entr'ouvre un œil hagard ;
Un des auditeurs ronfle, et l'autre songe, en somme,
Que, sauté, le lapin serait meilleur, au lard.

*
* *

CONGESTION CÉRÉBRALE, par CAMUSET

Un soir qu'il se sentait la visière moins nette,
Mon grand oncle Bernard, vert encor, mais très vieux,
S'inspirant d'un menu savant et copieux,
Fit largement honneur aux talents de Jeannette.

Puis, son menton posa plus lourd sur la serviette.
Un chœur de feux follets dansa devant ses yeux,
Et, son âme quittant la table pour les cieux,
Il mourut doucement le nez sur son assiette.

Seigneur, Seigneur mon Dieu, je suis à vos genoux,
Ecoutez un pécheur qui tremble devant vous
Et vous redoute autant qu'il craint l'anorexie.

Quand je serai plus vieux que mon oncle et plus bas,
Comme dernier ressort de mon dernier repas,
Accordez-moi, Seigneur, la douce apoplexie.

*
* *

Pensées d'un cultivateur de microbes :

« Rien, comme les veilles, ne suscite la pâle chlorose ; voyez plutôt la lune. »

« Pour maigrir, prenez de l'exercice; il n'y a que cela; autrement vous deviendrez énorme. Regardez plutôt les arbres, ils ne bougent pas, eux, voilà pourquoi ils grossissent tous les ans! »

« Le régime cellulaire peut-il moraliser les prisonniers?

Voyez le ver solitaire; l'isolement le rend-il meilleur? »

« Le moment où une jeune fille me plaît le plus c'est lorsqu'elle est *encore sage.* »

« Un bon bouillon, c'est la paire de bretelles de l'estomac. »

« La vie est un chemin de fer; les années en sont les stations; la mort, la gare d'arrivée, et les médecins... les chauffeurs. »

« La pépie vient en mangeant. »

*
* *

Quoi! sage-femme et femme-sage
Sont même chose à ton avis?
Ce n'est pas le mien et je gage
Que j'aurai pour moi tout Paris.

De l'un à l'autre, belle Iris,
Il est un intervalle immense !
Connais-en donc la différence :
La sage femme l'est par art ;
L'autre l'est souvent par hasard.

*
* *

Je n'ai jamais rien vu de plus drôle que le fameux ballet de l'*Enlèvement des Sabines :*

A la fin du deuxième acte, on voyait une inquiétude générale sur la figure des danseurs.

A ce moment le spectateur pouvait consulter le livret pour aider à son intelligence.

Le livret porte :

« *Ici, les Romains expriment par gestes qu'ils manquent de femmes.* »

*
* *

Un étranger entre à l'hôtel des ventes et remarque cette inscription sur les murs :

Défense de fumer :

— Cette défense doit gêner les commissaires eux-mêmes ! se dit-il.

Puis, se reprenant :

— Mais j'oubliais que ce sont surtout des commissaires-priseurs.

*
* *

On parle au célèbre docteur E. M. de son confrère le docteur Z...

« Lui trouvez-vous de la valeur? demande une personne présente.

— Oui, répond E. M., de l'avaleur de sabre. »

*
* *

Le docteur H... examinait une jeune femme atteinte d'une affection de poitrine. Il prend une pièce de cinq francs en argent et s'en sert pour la percussion :

« Hum! fait-il, je crois entendre le bruit d'*airain*.

— Oh! docteur, dit la dame en rougissant, je vous assure que vous vous trompez. »

*
* *

Conseils contre le choléra, donnés par les journaux satiriques de 1832, alors que la plus terrible épidémie qui ait frappé la France était dans toute sa force :

Un quarteron d'indifférence,
Autant de résolution,
Dont vous ferez l'infusion
Avec le jus de patience.
Point de procès, force gaîté,
Deux onces de société,
Avec deux drachmes d'exercice
Point de souci ni d'avarice.
Trois bons grains de dévotion,
Point de nouvelle opinion.
Vous mêlerez le tout ensemble
Pour en prendre, si bon vous semble,
Autant le soir que le matin,
Avec un doigt de fort bon vin,
Et verrez que cette pratique
Au choléra fera la nique.

*
* *

« Vous avez vu mon futur beau-père. Quel effet vous a-t-il produit?

— Il a une physionomie bien vulvaire. »

*
* *

AUSCULTATION

Sonnet, par le Dr Camuset.

Comment! c'est toi, belle Margot?
— Mais oui, m'sieu Paul, et j'm'épouvante
Quel malheur pour un' pauv'servante!
Mais quoiqu'jai donc ben dans l'jabo ?

Pourvu qu'ça s'rait pas quéqu'pierrot!
Ça m'porte au cœur, ça m'grouille au vent'e;
Pas comm'vous, moi ; j's'uis pas savante.
P't'êt'ben que vous m'direz l'fin mot.

— Là donc !... Baisse encor ta chemise...
Complaisamment l'oreille est mise,
Sur deux seins plus durs qu'inhumains ;

Et, dans des gestes téméraires,
L'étudiant à pleines mains
Palpe ses premiers honoraires.

*
* *

Singulière façon de s'exprimer!

Un monsieur, guéri d'une ophtalmie, remercie son Esculape en ces termes :

— Mon cher docteur, vous m'avez remis *les yeux sur pied.*

*
* *

GOURMANDISE

(*Envoi du Dr Chantreau.*)

Elle est jeune et jolie, et du printemps les roses
Ont teinté son visage en tendre vermillon;
Et dans son clair regard on devine des choses
Inspirant le désir, l'amour, la passion.

Lui, vieux, est tout cassé, couvert de cicatrices,
Laid, maigre comme un clou, jaune comme un citron ;
Son crâne est boutonneux, ses cheveux sont factices,
Son œil terne est miteux, son dos se voûte en rond.

Bravant l'haleine infecte où vient périr la mouche,
La belle enfant dépose un baiser plein d'ardeur
Sur ce monstre hideux ; s'y colle bouche à bouche
De ses branlantes dents dégustant la saveur.

Quand elle embrasse ainsi c'est sans espoir de lucre
C'est qu'il est *diabétique* et d'un baiser gourmand
Cette friande abeille à son affreux amant
Vont prendre le nectar... elle adore le sucre!...

Moralité

Il est facile de trouver
La morale de l'aventure :
On ne saurait mieux le prouver :
Tous les goûts sont dans la nature.

*
* *

HYDROTHÉRAPIE (*Tailhade*)

Le vieux monsieur, pour prendre une douche ascendante
A couronné son chef d'un casque d'hidalgo
Qui, malgré sa bedaine ample et son lumbago,
Lui donne un certain air de famille avec Dante.

Ainsi ses membres gourds et sa vertèbre à point
Traversent l'appareil des tuyaux et des lances
Tandis que des masseurs tout gonflés d'insolences
Triturent sa chair flasque où le furoncle poind.

Oh ! l'eau froide ! oh la bonne et rare panacée
Qui, seule, rajeunit la charpente lassée
Et le protoplasma des sénateurs pesants !

Voici que, dans la rue, au sortir de sa douche,
Le vieux monsieur qu'on sait un magistrat farouche
Tient des propos grivois aux filles de douze ans.

*
* *

Il est deux heures du matin; le docteur Purgeraide, qu'on a été quérir en toute hâte, est au chevet d'une malade. Il l'ausculte gravement; puis, d'une voix sombre :

« Madame, si vous avez quelques dispositions à prendre, faites chercher votre notaire; de plus, si vous avez quelques sentiments religieux, donnez ordre de faire venir un prêtre.

— Miséricorde! s'écrie la malade terrifiée, je suis donc perdue?

Le docteur reste au moins cinq minutes sans répondre; la dame va s'évanouir.

— Non, dit-il enfin, mais je serais désolé d'être le seul auquel on ait fait la farce de le réveiller pour rien.

Authentique.

Une femme se présente à l'hôpital de.....

« Qu'avez-vous? lui dit le médecin.

Hésitation de la malade.

— Rien de bien précis... répond-elle... seulement je mange et je ne... digère pas.

Le médecin, brutal :

— Depuis combien de temps êtes-vous allée aux cabinets?

Hésitations de la femme.

Le médecin éclate et d'une voix de tonnerre :

— Y avez-vous été depuis la guerre!!!

Lu, avant-hier, sur la tombe d'un pédicure, qui de son vivant faisait beaucoup de réclame dans les journaux, cette inscription vraiment monumentale :

« Il est maintenant aux pieds de Dieu. »

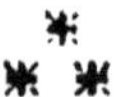

PETITE FABLE

par PELLETIER

N'engraisse pas, mon fils, si tu veux que ta vie
Se prolonge cent ans. La graisse à l'homme nuit :
On transpire et souvent l'on meurt d'apoplexie.

Moralité

Trop *gras, t'es cuit.*

* * *

Le docteur Purgeraide est appelé en consultation

Le malade souffre d'un mal qui l'empêche de marcher et même de s'asseoir.

En procédant à l'auscultation, le docteur Purgeraide hoche la tête. Alors le malade :

— Ah! docteur, j'ai peur d'être pris de cette maladie dont on parle tant et qui s'appelle le cancer des fumeurs!

* * *

Un banquier de province disait hier, devant un de ses actionnaires, qu'en 1832 le choléra avait pris dix personnes sur cent, dans sa région.

— Dix pour cent, reprend l'actionnaire en se passant la langue sur les lèvres... un joli chiffre!

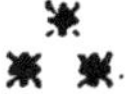

Une pensée sauvage :

Ah! qu'il est doux de ne rien faire!

UN CHOLÉRIQUE.

ÉPITAPHE DE CIVIALE

DANS LE COIN DE CE CIMETIÈRE
OU LA MORT VIENT DE L'ENVOYER
SON TOMBEAU N'AURA PAS DE PIERRE
IL SORTIRAIT POUR LA BROYER!

Entre confrères :

— Vous dites que l'accouchée est anémique?

— A tel point, cher confrère, que je crains bien que nous ne soyons forcés d'avoir recours au fer.

⁂

Cri du cœur :

— O docteur! je vous dois la vie et je m'en souviendrai toujours.

— Vous exagérez, mon ami. Vous me devez seulement 60 fr. de visites, et j'espère que vous ne l'oublierez pas.

⁂

Utilité de l'ozène.

La jolie comtesse de X... sans pouvoir précisément lutter avec la ville de Paris, a cependant une odeur *sui generis* qui prouve un strumeux tempérament.

— C'est tout avantage pour son voisin de table, a dit S..., quand on sert du poulet, il croit manger du faisan!

Taupin mande le docteur Hubert, pour se faire opérer de la cataracte.

— Combien me prendrez-vous, docteur?

— Cinq mille.

— Me garantissez-vous le succès?

— Hum! le succès est bien difficile à garantir; mais si vous n'avez pas la somme, je puis vous accorder un délai.

— Merci : je préfère vous souscrire un billet... *à vue*.

⁂

Au concours de chant du Conservatoire :

— Ne trouvez-vous pas que ce baryton a une voix bien gutturale ?

— C'est vrai. Je ne comprends même pas qu'on admette de tels concurrents. Il devrait y avoir au Conservatoire des médecins spéciaux pour ces cas-là.

— Hein ?

— Parfaitement ! Des médecins qui seraient en même temps professeurs chargés de traiter les *mélodies* de la gorge !

⁂

Un romancier du genre névrosiaque commence ainsi le chapitre premier de la 2e partie de son œuvre :

« Le repos, la retraite, l'air vivifiant des Alpes avaient opéré sur le prince Yaroslav la transformation heureuse prédite par le docteur Stadion.

Des mauvais jours passés il ne restait plus, au physique, que le rictus convulsif de la face, les saccades épileptiformes des membres ; au moral, que la lycanthropie, le satyriasis, mélangé d'hallucinations sanglantes ; encore ces crises cédaient-elles à des doses savamment combinées de kummel et de pale ale, qui lui procuraient aussitôt une absence d'esprit douce et comme enfantine.

Yaroslav, en un mot, était redevenu lui-même. Maintenant, il pouvait s'offrir à la pure et fière Nastia, comme le compagnon et le soutien de sa vie. »

Anecdote sur Préville :

Un jour, pendant qu'il dînait, sa cuisinière servit deux bécasses.

— Où sont les rôties? demanda Préville.

— Quelles rôties? dit la cuisinière, paysanne de Senlis nouvellement entrée au service du comédien.

— Est-ce que vous n'avez pas mis des tranches de pain dans la lèchefrite pour recevoir ce qui tomberait?

— Not' maître, il n'est rien tombé, je vous assure.

— Comment! malheureuse: est-ce possible? Vous avez vidé ces bécasses!

— Eh! mais... monsieur... je croyais... Est-ce que vous vouliez manger la...?

— Eh! certainement, c'est le meilleur.

— Alors il fallait le dire.

— Vous êtes une ignorante; vous avez commis

une faute grave ; c'est presque un crime. Une autre fois, souvenez-vous de laisser tout ce qu'il y aura.

Huit jours après, Catherine fait cuire deux perdrix ; elle place des rôties et sert à Préville un mets qui ne sentait guère bon.

— Catherine ?

— Plaît-il, monsieur ?

— Vous n'avez donc pas vidé ces perdrix ?

— Non, monsieur. Est-ce qu'il fallait les vider ?

— Sans cela, elles ne sont pas mangeables.

— Ah ! mon Dieu ! monsieur, on ne sait comment faire pour vous contenter : tantôt vous voulez manger de la... tantôt vous n'en voulez pas manger ! C'est bien désagréable de servir des maîtres aussi difficiles.

*
* *

C'était pendant la guerre de 1870.

On a mené à une ambulance parisienne un des blessés de Champigny.

Le chirurgien regarde :

— Diable !

Et il donne un coup de bistouri dans le bas-ventre. Rien.

— Diable!

Et il donne un second coup de bistouri le long de la cuisse. Rien.

Et il va donner un troisième coup de bistouri dans le dos, lorsque le moblot se décide à demander d'une voix dolente :

— Pourquoi me découpe-t-on ainsi?

— Mon ami, c'est pour trouver et extraire la balle qui...

— La balle ? Mais je l'ai retirée. Elle est dans la poche de mon pantalon.

Entendu sur les boulevards :

— Deux jeunes femmes causant entre elles de leurs bébés :

— Comment, vous nourrissez! moi, je n'ai pas pu.

— Moi, j'ai très bien réussi : mon bébé prend le sein comme un petit homme.

Un correspondant de Suisse nous envoie cet amusant fait-divers ;

« Dernièrement, à Genève, un manchot, en descendant du tramway en marche, tomba si malheureusement qu'il se fit une forte blessure à la tête. Transporté sans connaissance à la pharmacie voisine pour y recevoir les premiers soins, plusieurs personnes s'empressèrent autour de lui. D'autres se répandirent dans la rue, où elles finirent par causer un attroupement. »

Un médecin qui avait été appelé demanda ce qu'elles faisaient : elles cherchaient le bras.

*
* *

La *Gazette de Francfort* contient l'annonce que voici : « Correction du nez. Les nez trop longs, trop gros, camus ou tournés de travers, sont réduits à des proportions convenables par l'Institut cosmétique de Baden-Baden. — Traitement par correspondance. »

*
* *

Autre guitare; préambule d'une annonce médicale cueillie au Canada :

Quel est le meilleur remède qui peut guérir toutes les maladies des rognons?

Les maladies des rognons!... O voie nouvelle du

nouveau monde : à quand les maladies du gigot? les douleurs de tripes? les crampes de filet?

Rumsteak et *United-States!*

***

LES DEUX MÉDECINS

Monsieur Piane, Monsieur Vite
Sont deux médecins que l'on cite,
L'un agissant, l'autre expectant.
Dieu vous sauve de leur visite
Lorsque vous serez mal portant !
Près des gisants l'un s'évertue;
A leur chevet l'autre s'endort.
L'un agit si bien qu'il vous tue,
L'autre attend.., que vous soyez mort.

PONS (*de Verdun*).

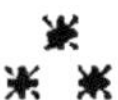

Emprunté à notre excellent confrère, le docteur Dupouy, du *Moniteur de la policlinique :*

Antoinette a dix-sept ans, elle vient de finir ses *études* au Sacré-Cœur, d'où les jeunes filles sortent avec une naïveté, une innocence extraordinaire, comme on sait. Aussi a-t-elle été fortement intriguée par certains titres de romans exposés à la vitrine d'un libraire, entre autres : *Pucelle de Belleville.* « Maman, dit-elle en rentrant, qu'est-ce qu'une pucelle? » La maman embarrassée : « Eh bien, c'est... une femme qui attire facilement les puces. »

Quelques jours après, le lieutenant Lorgne-Grue est présenté et admis comme fiancé. Le 14 juillet arrive, on va faire un tour aux illuminations et aux bals en plein air. Devant un de ces bals très animés et tout à fait populaires. Lorgne-Grue propose en souriant un tour de polka. — Je veux bien, dit Antoinette ; d'ailleurs je ne crains rien, je ne suis pas pucelle...

Si Lorgne-Grue a fait une tête!

*
* *

Un médecin de nuit, récemment désigné pour ces pénibles fonctions, est réveillé pour un cas urgent.

Au moment de sortir, il lui passe par la tête une histoire d'attaque nocturne, et il court à sa cheminée prendre son revolver.

La femme du moribond, qui l'attend sur le seuil

de la porte, le regarde, un peu étonnée, et lui dit simplement :

— Vous avez donc bien peur de le manquer?

*
* *

Un client va trouver son vieux médecin, grand amateur du beau sexe autrefois. Il se plaint d'avoir trop de sang, trop de... jeunesse, et lui dit :

— Voyons, docteur, qu'est-ce que vous me donnerez pour ça?

Le docteur, avec un soupir :

— Ah! je vous donnerais bien... cinquante mille francs!

*
* *

Guibollard se plaint d'avoir deux maladies : la goutte et la pierre.

— Ce qui me console, disait-il l'autre jour, c'est que fatalement, l'un de ces maux sera la guérison de l'autre, puisqu'il est reconnu que la goutte creuse la pierre.

*
* *

Entre un père et son jeune fils :

— Dis-donc, papa, qu'est-ce donc que la *Circoncision*, qu'on lit en tête de l'almanach?

— Heu... heu... c'est une petite opération consistant en une piqûre à l'épaule, piqûre faite avec un instrument tranchant.

— Ah oui!... je sais, pour empêcher d'attraper la petite vérole.

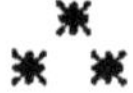

Pour donner une idée de l'haleine de M. X..., un avocat de ses amis a dit : « On lui marcherait sur la bouche pour se porter bonheur... »

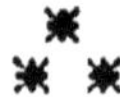

A la suite d'un accident de chemin de fer, voici le rapport qu'un des employés adressait à son chef : « M. X... a reçu de graves blessures à la tête, mais on espère que l'amputation ne sera pas nécessaire. »

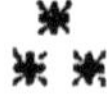

Un médecin de campagne laisse chez son malade un paquet d'une certaine poudre, en recommandant de lui en donner cinq grammes par jour.

— Monsieur le médecin, dit la femme du malade, nous avons bien une balance, mais pas de poids.

— Eh bien, au lieu de cinq grammes, mettez une pièce de un franc, c'est la même chose.

Deux jours après, le docteur, à son grand étonnement, trouva son malade mort.

L'explication suivante lui donne la clef du mystère.

—Comme nous n'avions pas de pièce de un franc à la maison, nous avons mis vingt sous de sous dans la balance.

Une mère indigne, qui avait assassiné son enfant et l'avait jeté dans une bouche d'égoût, a dit pour se justifier :

— J'ai appliqué le principe : tout à l'égoût.

Petit écriteau découvert à la devanture d'une boutique de bric-à-brac :

FAUTEUIL-LIT

Garni de crins

Pour malade bien mécanisé!

*
* *

Vieux, mais toujours drôle :

Le père François est en wagon. Il tire de sa poche un bout de carotte qu'il hache dans le creux de sa main, et, tout en bourrant sa pipe, demande à une grosse paysanne assssi à côté de lui :

— Le tabac est pour vous sans conséquence?

— Au contraire, je ne sais brin le s'ntir.

— Ah! bien, pour lors, il vous faut descendre, car je vais fumer.

*
* *

Définitions, par un cultivateur de microbes :

Peur. — L'apéritif du choléra.

Choléra. — Maladie qui commence par des coliques et finit par une tombola.

Eternuement. — Toux nasale.

Fondants. — Se dit de certaines *pommades* qui fondent là où on les applique. (Velpeau.)

Coliques. — Révolutions intestines.

Ivoire — Faculté dont sont privés les aveug'les et que les éléphants possèdent.

Un monsieur qui sort d'un bain de barèges se dispose à prendre la porte de l'établissement.

— Que cachez-vous là? fait le garçon attentif.

— Deux bouteilles de l'eau de mon bain; elle est à moi, somme toute, je l'ai payée.

— Assurément, mais qu'en voulez-vous faire?

— On a conseillé à ma belle-mère de boire des eaux sulfureuses; c'est une occasion.

Le docteur R... est jovial.

Jamais personne n'a pris plus gaiement la perte de ses malades.

Hier il venait voir un client atteint de pleurésie.

Le concierge l'arrête :

— Monsieur est mort dans la nuit.

— Ma foi! j'aime autant ça... je suis si pressé ce matin!...

Féroce! mais si nature.

Un vieillard de forte taille, offrant tous les symptômes de l'apoplexie, s'affaisse au milieu du tramway.

On s'empresse de lui porter secours. Il est trop tard. La mort a été foudroyante.

Une dame, très effrayée, s'écrie :

— Quand on est sujet à ces maladies... on reste chez soi.

⁂

Extrait d'une feuille de province :

Mercredi dernier, le sieur Bourdelais, en mangeant du hareng, s'est étranglé involontairement, une arête lui étant restée dans la gorge.

Encore une victime du saur !

Bureaux du « Panthéon littéraire ».

Un bas-bleu. — J'ai pris la liberté de vous apporter ces petites élucubrations. Je ne suis du reste qu'un simple amateur.

Le Directeur, *très gracieux.* — Ne pensez-vous pas, madame, qu'il serait préférable de vous contenter d'être amatrice ?

*
* *

Il était question, ces jours-ci, de cures nombreuses, opérées parmi le petit peuple des bègues.

Pour savoir si une personne bègue est bien guérie, nous proposons de lui faire prononcer, d'un seul trait, la phrase suivante :

« Si ces soixante-six sangsues sont sur ces sourcils sans sucer son sang, c'est que ces soixante-six sangsues sont sans succès »

*
* *

Baroque, mais décisif.

Entre joueurs endurcis, dans un cercle, on parle du brave général X..... amputé des deux bras.

L'un des joueurs réfléchit un instant, et avec un accent de pitié profonde :

— Amputé des deux bras? dit-il tout à coup; le pauvre homme! Alors, au baccarat, il ne peut jamais prendre la main?

*
* *

— Oui, monsieur, disait un jour un médecin des

environs de Marseille, l'air de chez nous est si bon que tout le monde y est centenaire.

— Même les jeunes gens?

— Même les jeunes gens.

*
* *

Cela me rappelle aussi la boutade suivante :

Lady Carteret, femme du lord lieutenant d'Irlande, disait un jour au docteur Swift :

« L'air de votre pays est fort bon. »

Swift se mettant aussitôt à genoux :

« Pour l'amour de Dieu, n'allez pas le dire en Angleterre, on nous mettrait un impôt dessus. »

*
* *

Atteint de cette maladie qu'on appelle la cinquantaine, M. B..., va consulter un médecin célèbre.

Celui-ci l'examine attentivement, appuie son oreille sur la poitrine du client, compte les battements de son cœur, lui f: it lever les bras pour étudier le jeu des muscles et finalement lui dit :

— Vous n'avez aucune maladie particulière. C'est un état général à surveiller. Faites de l'exercice : il faut marcher une heure le matin, une heure le soir. Evitez surtout le chaud et le froid, le soleil et la poussière, la pluie et l'humidité.

— Alors, dit le client inquiet, je ne pourrai sortir que lorsqu'il ne fera *aucun temps*.

Le *Bulletin international des téléphones* raconte l'anecdote suivante :

Un abonné du réseau parisien demande au bureau central à être mis en communication avec son médecin.

L'ABONNÉ. — Ma femme se plaint d'une violente douleur à la nuque et d'une sorte de pesanteur d'estomac :

LE MÉDECIN. — Elle doit avoir la malaria.

L'ABONNÉ. — Que faut-il faire?

(A ce moment l'employé du bureau change par erreur la communication, et l'infortuné mari reçoit la réponse d'un mécanicien qui donne une consultation au propriétaire d'un moulin à vapeur.)

LE MÉCANICIEN. — Je crois qu'à l'intérieur elle est couverte d'excoriations de plusieurs millimètres d'épaisseur. Laissez-la refroidir pendant la nuit, et le matin, avant de la chauffer, prenez un marteau et frappez-la vigoureusement. Munissez-vous ensuite d'une lancette d'arrosage à forte pression et lavez-la énergiquement.

A son grand étonnement, le médecin n'a jamais revu son client.

*
* *

Entendu à la campagne, où l'on vantait le plaisir de se lever de bonne heure :

— Oh! moi, s'écrie une jeune mariée, mon mari me remplace un coq, tous les matins!

*
* *

Une page de combles arrachée au célèbre album du Dr M... :

Le comble de la pornographie :

Ecrire un roman qui surexcite l'*essence* de térébenthine !

Le comble du suicide serait de s'étrangler dans le corps de sa mère au moyen du cordon ombilical.

Le comble de l'amour de la liberté pour un forçat :

C'est de s'en aller de la poitrine pour ne pas rester au bagne.

Le comble de la pudeur à l'escrime :

Se retourner pour boutonner son fleuret.

Le comble de la médecine :
C'est de guérir le tropique du cancer.

Le comble de l'art culinaire :
Apprêter un plat de queues de grenouilles.

Le comble de l'imprévu :
Voir pondre un œuf, le faire cuire soi-même à la coque... et trouver un cheveu dedans!!!

Le comble de l'hilarité :
C'est de boire un litre de vitriol : il y a de quoi se tordre.

Le comble du guignon :
C'est d'être chauve depuis vingt ans, et d'avoir mal aux cheveux tous les huit jours.

Le comble de la sensibilité :
Pleurer à l'enterrement de sa belle-mère.

Le comble de la patience :
Réciter un discours latin à une lanterne *sourde*.

Petite fable expresse, par Jean Bonneau :

Aglaé, chaque mois, n'étant pas sûre d'elle,
Constatait son état. Or, un jour, notre belle,
Ne voyant rien venir, eut de l'émotion.
Pas de *règles* sans exception.

SAGE-FEMME

Dès nouveau-nés sortent d'entre les choux
Sur une plaque en tôle vernissée,
Qu'on aperçoit à bien des murs vissée
Solidement ; — angoisse des époux !

Fières, jadis, de votre ventre plat,
Vierges, au bras d'amoureux platoniques,
Vous avez ri, contemplant, ironiques,
La sage-femme à robe chocolat.

Le temps a fui des amours primitives
Où vous ferniez, comme des sensitives
Ferment leurs fleurs, vos lèvres à l'amant.

Fini de rire ! Et les enseignes peintes,
Portant les mots : *Maison d'accouchement*
Dansent aux yeux des fillettes enceintes,

Jean Ajalbert.

*
* *

Un calembour de belle saison :

— Pour qui a-t-on créé les bains de Cabourg? demandait-on à Barrière, qui s'y installait une année.

— Pour les personnes qui sont *mal à Dives.*

*
* *

A l'hôpital. Un pauvre diable se présente à la consultation gratuite pour un coup reçu dans une réunion de socialistes :

— De quoi souffrez-vous? demande le médecin.

— Des reins.

— Vous avez reçu des coups dans la région lombaire?

— Mais non, Monsieur, dans la région de Belleville, pour vous servir.

*
* *

Une jeune veuve se présente chez un pédicure, qui lui faisait la cour depuis longtemps sans aucun résultat.

— Pourrais-je savoir, chère Madame, ce qui me vaut le plaisir de votre visite?

— Mon Dieu, ne m'en sachez point de gré. Je viens parce que j'y suis contrainte...

— Contrainte par *cor*, sans doute! fait l'artisan avec son sourire le plus gracieux.

*
* *

M. Pifengrès est partisan de la crémation.

Voici les premières lignes du testament qu'il vient d'élaborer :

« Après mon décès, je veux être brûlé vif... »

*
* *

Guibollard est membre de la Société de crémation :

Un ami le plaisantait l'autre jour :

— Comment, mon vieux Guibollard, toi qui te plains toujours de la chaleur, tu te décides à te faire brûler?

— Tu ne comprends donc pas, mon cher, que ça m'est égal! je suis assuré contre l'incendie!...

*
* *

A la cour d'assises :

— Accusé, vous avez tué votre femme et vous l'avez ensuite fait brûler par petit morceaux dans votre calorifère. Qu'avez-vous à dire pour votre défense?

— Monsieur le président, je suis partisan de la crémation.

*
* *

Le docteur X... reçoit la visite d'un client très riche et très avare.

Après la consultation, qui dure près de deux heures, ce dernier met une pièce de deux francs dans la main du médecin:

Alors celui-ci stoïquement :

— Combien faut-il vous rendre?

*
* *

Pensées d'un cultivateur de microbes :

L'amitié d'une femme est à son amour ce qu'un cataplasme est à un sinapisme.

L'homme passe de trente à quarante ans de sa vie à gagner la goutte, et le reste à en souffrir.

A propos d'huîtres : il ne faut jamais en manger seul une douzaine, car alors on est treize à table, et cela porte malheur.

Quand le vin tourne, il s'aigrit; quand l'homme est gris, il tourne.

J'aime mieux un épanchement maternel que pleurétique.

Dans le bonheur de nos meilleurs amis, nous trouvons toujours quelque chose qui nous déplaît.

Ce sont les gens bien portants qui meurent comme cela, tout à coup... Les malades vivent très vieux, parce qu'ils se soignent.

Médecine bien entendue :

M. de Calinaux se trouve à un dîner, où un des convives a la langue ébouillantée par un potage trop chaud.

— Votre langue vous fait mal, monsieur? demande-t-il avec intérêt.

— Je crois qu'elle est pelée, je l'avoue.

— Permettez-moi de vous indiquer un remède de bonne femme : Gardez-la dans votre bouche le plus longtemps possible?

*
* *

Et votre fille, ma chère belle?

— Elle se porte comme un charme.

— Vous avez trouvé une nourrice?

— Oui.

— Jeune?

— Oh! jeune, pas précisément, quarante-cinq ans.

— Quarante-cinq ans! Mais alors ce n'est point du lait qu'elle donne au nourrisson?

— Que lui donne-t-elle donc?

— Elle lui donne du fromage.

*
* *

On demande à un directeur d'hôpital comment vont les affaires :

— Oh! très bien, très bien, répond-il; nous refusons du monde tous les jours.

*
* *

Le mystificateur Vivier entre dans une boutique de tripier.

— Que désire, monsieur? demande le marchand.

Après avoir flairé d'un air préoccupé les comestibles variés étalés sur le comptoir, Vivier redresse brusquement la tête, et, sans sourciller, demande au marchand de tripes :

— Avez-vous des entrailles de père?

*
* *

Deux ivrognes impénitents, à l'œil éteint, à la trogne enluminée, font une petite visite à la Morgue entre deux canons.

Ils contemplent longuement un noyé, hideusement décomposé par suite d'un long séjour dans la Seine; puis, l'un d'eux, se tournant vers son copain :

— Tu vois, mon vieux Coupeau... Voilà où ça conduit de boire trop d'eau...

*
* *

Un oculiste à un de ses clients qui a perdu la vue et qu'il va opérer :

— Vous avez confiance en moi?
— Une confiance aveugle!

Guibollard, affligé d'un hoquet persistant, se promenait hier sur le boulevard avec un de ses amis. Tout à coup Guibollard pousse un cri sauvage...
— Qu'avez-vous donc? lui demande son compagnon.
— Oh! rien, répond tranquillement Guibollard, j'ai le hoquet: *j'essaye de me faire peur!*

En 1900.
Madame L. — Eh bien, Madame M., votre petit garçon est-il enfin complètement vacciné?
Madame M. — Hélas! non. Il est déjà vacciné de la petite vérole, du choléra, de l'hydrophobie, de la phtisie, de la diphtérie, de la scarlatine, de la rougeole, de l'anthrax et de la malaria, mais il lui reste encore onze maladies.
Madame L. — Eh bien! le mien en a fini. Hier, nous avons fait relier les bulletins de vaccination.
Madame M. — Vous avez de la chance!

*
* *

Notre confrère, le docteur G... habite un pays étonnant, où il veut bien glaner pour nous, chez ses clients, quelques histoires drôles. Je reproduis avec bonheur la suivante :

— Docteur, j'vin pou qu'vous m'prescrivie l'même sirop qu'l'année dernière.

LE DOCTEUR. — Je ne demande pas mieux, mais je ne me souviens plus de votre sirop, j'en ai prescrit bien d'autres depuis ce temps-là.

LA FEMME. — Je l'connais bin votre sirop, l'nom est écrit sur la bouteille, c'est du sirop de Sélon.

LE DOCTEUR. — Du sirop de Sélon, qu'est-ce que vous me racontez?

LA FEMME. — Aussi sûr... Epi, ma foi, v'la la bouteille da mon panier.

De dessous son beurre et ses œufs qu'elle porte au marché, elle retire une bouteille sur laquelle je lis ces mots : Sirop *selon* la formule nº 4595!!!

*
* *

Roger de Beauvoir, pour se conformer au goût de

son époque, avait dans son cabinet un magnifique squelette monté sur un piédestal.

— Un jour, dit Alexandre Dumas, nous déjeunions chez lui... Hugo vint, examina avec grande curiosité le squelette.

— Ecrivez-moi donc, mon cher Hugo, des vers sur mon squelette.

Hugo prit la plume et sur l'os de l'omoplate écrivit ces vers :

Squelette, réponds-moi : Qu'as-tu fait de ton âme?
Flambeau, qu'as-tu fait de ta flamme?
Cage déserte, qu'as-tu fait
De ton bel oiseau qui chantait?
Volcan, qu'as-tu fait de ta lave?
Qu'as-tu fait de ton maître, esclave?

*
* *

Un vieillard a reçu dans les yeux du vitriol, que lui a jeté sa servante — une servante-maîtresse.

Malgré les soins qui lui ont été donnés, il est devenu aveugle, ce qui lui a fait dire :

— J'avais pris cette malheureuse pour me fermer les yeux, mais je ne l'entendais pas ainsi.

*
* *

Un de nos confrères va voir ce pauvre docteur C..., malade depuis trois ans d'un cancer.

— Eh bien! comment va?

— Mal.

— Que veux-tu? il faut bien? c'est la loi. (Silence.)

— C'est égal, j'aurais bien aimé vivre... : une fantaisie de malade.

*
* *

Fragment de lettre du docteur X... en ce moment dans une ville d'eaux.

« ... J'espère revenir à Paris dans quelques jours. J'aurai alors *achevé* mes malades... »

*
* *

A propos du père Bouchardat, mon ami le docteur C... m'en racontait hier une bien bonne, dont il fut témoin auriculaire.

Une jeune Anglaise passait son quatrième examen de doctorat et Bouchardat l'avait tour à tour interrogé sur les vêtements, les fards, et sept ou huit autres questions d'hygiène, sans obtenir une réponse satisfaisante.

— « Sapristi, je ne demande pas mieux d'être indulgent, par galanterie, pour mesdames les doctoresses. Mais encore, faudrait-il qu'elles *sussent!*

*
* *

(Sonnet dédié au docteur E. Monin, auteur des *Odeurs du corps humain,* par le Dr Adolphe Rousseau :)

IMPORTANCE DU NEZ

De même que le lis a perdu son arome
Après avoir reçu le fécondant pollen,
Ainsi la jeune fille, en une nuit d'hymen,
Perd, pour un vieux richard, l'odeur qui nous embaume.

Les vices de nos corps sont trahis par l'atome
Qui trop, souvent, hélas! échappe à l'examen :
Car chaque maladie a son vrai dictamen
Pour l'odorat savant, fin limier du symptôme.

Près du lit d'un typhique, on pense à la souris,
Et maint vieux médecin jamais ne s'est mépris
Sur la chaste vertu d'une fausse pucelle.

Jeunes gens ! prenez garde aux minois chiffonnés!
Humez un brin la femme ! oui, Monin le rappelle :
Le plus malin microbe entre à l'octroi du nez.

*
* *

LE DOCTEUR Z...

Le docteur Z... est un spécialiste
Se vantant d'apporter à toutes surdités
Une guérison sûre, et très longue est la liste
Des succès qu'à son dire il aurait remportés.
« Je me fais fort... ce n'est point une bourde...
(Criait-il, l'autre soir, au Cercle des Jaloux)
« Fort de rendre l'ouïe, envers et contre tous,
« Même s'il s'agissait d'une lanterne sourde. »

*
* *

Puisque je foule les plates-bandes de la poésie, je n'oublierai pas un très bon quatrain que le docteur Verrier, le célèbre accoucheur, nous a dit, à l'un des derniers *dîners des médecins de Paris* :

« On plaint la femme enceinte et jamais nous, hélas !
C'est une injuste erreur, qu'il faut, je crois combattre :
Car, dans les douze mois, pour un *terme* qu'elle a,
Chaque pauvre accoucheur en a ma foi, bien quatre ! »

*
* *

M. Grabedon va trouver son pharmacien.

— Cher monsieur, lui dit-il, figurez-vous qu'il m'est impossible de fermer l'œil pendant la nuit... La chambre que j'occupe est infestée de punaises et autres animalcules sanguinaires et répugnants. Quel est, je vous prie, le moyen le plus sûr d'échapper à leurs atteintes?

Le pharmacien réfléchit longuement, consulte un in-folio énorme, puis prononce d'un air profond :

— Il y a un moyen infaillible. Changez d'appartement.

*
* *

L'autre soir, dans un salon de Paris, on causait de spiritisme et des spirites.

—Et vous, docteur, demanda tout à coup la maîtresse de la maison, en s'adressant à un célèbre chirurgien, croyez-vous aux esprits?

— Je m'en garde bien.

— Eh! pourquoi?

— Pourquoi? fit le docteur : parce que, si je

croyais aux revenants, je n'oserais plus exercer ma profession.

*
* *

Miss Jenny vient de passer un mois à Paris.

De retour à Londres, elle fait part à une amie de ses impressions de voyage.

Elle est encore sous le coup de l'enthousiasme. Spectacles, promenades, toilettes, soirées, hôtels, tout a paru merveilleux à l'aimable narratrice.

— Il y a cependant, ajoute miss Jenny, un usage bizarre, auquel je n'ai pu m'habituer qu'à grand'-peine. Imaginez-vous, ma chère, que ces Français, si douillets, si délicats, mettent, dans les... petits endroits où il faut malheureusement se retirer de temps en temps, des petits balais en chiendent... C'est d'un dur!...

*
* *

Quand on parle de grossesse devant des jeunes filles, il est décent de donner à cet intéressant état de la femme son nom scientifique :

Hyperembryohydrométrotrophie

Pas commode à prononcer; mais recommandé aux bègues comme exercice.

Le mot est puisé dans la fameuse nomenclature de feu Piorry.

*
* *

Dans une soirée.

On annonce :

— M. le baron de Sedlitz.

— Allons, bon ! s'écrie H..., il va déranger tout le monde.

*
* *

Petit glossaire, en préparation, de W... et M... :

Castration. — Opération de bourse.

Mamelle. — Fluxion de poitrine.

Dents de sagesse. — Ainsi appelées parce que l'homme n'est jamais moins sage que lorsqu'il les a.

Médecin. — Individu qui a toujours le petit *mort* pour rire.

Enfants trouvés. — Enfants qui généralement (chose curieuse) proviennent de filles perdues.

Docteurs. — Des hommes payés pour débiter des fariboles au chevet du lit d'un malade, jusqu'à ce que la nature l'eût guéri ou que leurs remèdes l'eussent fait crever. (La Bruyère.)

Mariage. — Arbre dont les fruits sont pour la femme, les fleurs pour l'amant et le bois pour le mari!..

Sage-femme. — Métier qui ne s'apprend que petit à petit.

Oignon. — Plante des pieds.

Médecine. — Est-ce un art ou bien une science? — C'est un métier.

Lapin. — Un semblant de viande, comme la limonade est un semblant de boisson. (Balzac.)

Bossu. — Un homme à qui la fortune a tourné le dos.

Girafe. — Une bête à qui la nature a monté le cou.

Langue. — L'organe du palais.

*
* *

Deux cuirassiers sont assis à une table de café.

— Garçon, de l'eau? fait le premier.

— De l'eau? répète le second stupéfait, pourquoi faire?

— Pour la boire?

— Si on a idée de ça!... de l'eau... Quand tu en as seulement dans tes bottes, ça t'enrhume. *Juge de ce que ça doit faire dans l'estomac.*

*
* *

Samedi dernier.

— A demain, dit un sculpteur à son modèle.

— Non monsieur, répond le modèle; à lundi. Je ne pose pas le dimanche.

— Vous allez à la messe.

— Jamais de la vie! Je vais, avec mes filles, au Muséum du Jardin des Plantes, voir mon grand-père qui est squelette.

*
* *

A propos de cette fièvre éruptive de décorations qui éclate à chaque 1er janvier et 14 juillet, voici une petite histoire qui vient d'arriver :

On avait donné le ruban d'officier d'Académie au concierge d'un ministère, citoyen aussi honorable qu'illettré. Il adressa une lettre de remerciement au ministre, son protecteur :

« Monsieur le ministre,

« Je vous remersi... »

Et les fautes d'ortographe continuaient jusques à la signature. C'était scandaleux; on ne pouvait décomment laisser étaler le ruban violet à la livrée de ce fonctionnaire. Comment faire?

On lui enleva le ruban violet et on lui donna le ruban rouge. Du moins, on peut porter celui-là sans savoir lire.

⁂

Notre confrère, le Dr M.., va rendre visite à un malade atteint d'un asthme.

En sortant, l'épouse l'interroge :

— Eh bien, docteur, que pensez-vous de mon pauvre mari?

— Rassurez-vous, madame, un asthme est un brevet de longévité.

— Mais vous le guérirez, n'est-ce pas?

Le tramway est complet. Intérieur, plate-forme et impériale regorgent donc de voyageurs. Une dame, prise soudain de douleurs d'enfantement, met au monde deux jumeaux.

Grand émoi, qui n'est pas partagé par le conducteur, en train de réclamer les places.

Il arrive devant la maman instantanée et lui dit très froidement :

— Trois places... dix-huit sous... à moins que vous ne preniez les petits sur vos genoux ?

*
* *

Notre ami L..., célèbre par ses distractions, est appelé en consultation pour un enfant de deux ans pris de convulsions.

Après un examen attentif il rédige son ordonnance :

« Etat nerveux. Eviter les émotions violentes. Eviter le vin et les alcools. Pas d'excès de table ni de plaisir. Voyager beaucoup, aller souvent au théâtre. Se bien garder des mauvaises lectures. »

*
* *

— Un moyen peu connu, pour suppléer à l'absence de plume et de papier à un cours de l'Ecole pratique.

Prendre des notes avec un crayon de nitrate sur la marge d'un anus.

*
* *

— Docteur, quel vilain temps ! On passe du froid

au chaud, sans transition; il y a de quoi attraper des bronchites, des pneumonies, la phtisie, etc.

Le docteur, distrait :

Ce qui fait le malheur des uns fait le bonheur des autres.

*
* *

Le père Kerencafard a la déplorable manie, quand il demande des nouvelles de quelqu'un, de ne jamais écouter la réponse. De là des quiproquos regrettables. Il interpelle un de ses voisins.

— Comment va votre père?

— Il est mort hier soir.

— Tant mieux! nom d'un canon! la santé avant tout, dit Kerencafard qui n'a rien entendu.

Stupéfaction de l'interlocuteur.

*
* *

Un pauvre bougre agonisait dans un lit d'hôpital et se tordait atrocement.

La soutane attachée à l'établissement avait tourné plusieurs fois autour de lui sans succès.

L'homme noir ne se découragea point et, au moment où la mort allait saisir sa proie, il s'approcha du moribond. Lui montrant un crucifix, il lui tint ce langage :

— Mon fils, Dieu est miséricordieux, associez-vous à cette heure suprême aux souffrances de Notre Seigneur.

Le diable t'emporte, murmura le pauvre diable, comme si je n'avais pas assez des miennes !

⁂

Un Gascon racontait un jour à un Marseillais, dont le crâne était luisant comme une bille d'ivoire, comment il avait découvert une pommade infaillible pour faire repousser les cheveux.

Il suffisait de s'en frotter, pendant trois mois, la plante des pieds.

Le Marseillais voulant avoir le dernier mot, répondit:

Ce n'est rien cela, mon cer, figurez-vous que z'étais atteint d'une dyspepsie incurable au dire des princes de la science. Je cerce et je trouve un remède.

Oui, mon cer, un remède, mais si mauvais, si mauvais, qu'il m'était impossible de l'avaler.

Qu'est-ce que ze fais?

Z'en fais prendre, durant un mois, à ma sœur; qui se portait très bien. Au bout de ce temps, z'étais guéri,

*
* *

Deux médecins, anciens camarades de collège, échangent leurs confidences.

« Je ne suis pas trop à plaindre, dit l'un, ma moyenne est de douze mille; mais je suis toute la journée en courses.

— Moi, dit l'autre, je fais à peine soixante visites par an et je gagne le triple.

— Peste! tu as donc une clientèle bien riche?

— Tout ce qu'il y a de plus riche : il ne se passe guère de semaines sans que j'aie un enterrement de première classe! »

*
* *

Marivaudage :

« Je viens chercher de vos nouvelles, chère madame... La santé est-elle meilleure?

— Hélas! monsieur Jules, je souffre toujours. Ma poitrine s'en va...

— Si loin qu'elle aille, madame, je serais heureux de l'accompagner!

*
* *

Faculté de médecine :

On demandait à un professeur examinateur comment il se faisait qu'on accordât le diplôme à pas mal d'ignorants.

« Tiens, répond le prince de la science, ce sont ceux-là qui, plus tard, nous appellent en consultation. »

*
* *

Quelques échos d'examen :

1o « Monsieur, qu'est-ce que la noix muscade ?

— C'est le testicule du chevrotin porte-musc.

— Ah ! et lequel ?

— Le gauche. »

2o Un de nos pudibonds professeurs :

« Monsieur, le phosphore n'a-t-il pas quelques usages en médecine ?

— Il est aphrodisiaque.

— Oh ! monsieur ! monsieur !... je voulais seulement vous faire dire que c'est un tonique. »

3o « Monsieur, pouvez-vous me citer d'autres exemples d'animaux nuisibles ?

— Il y a le... il y a la... Eh bagasse! il y a encore les petits gouzons : quand on les avale de travers, ils vous étranglent. »

Mais, même y ajouta-t-on les « chèvres, moutons et autres *ovipares* » d'un de nos retoqués d'avant-hier, tout cela est un peu fade.

* * *

« Savez-vous quelle est la maladie la plus bête?

— ?

— La bronchite.

— ?

— Parce que c'est une maladie bête comme toux. »

* * *

Entendu dans une soirée, à propos de la femme du professeur T...

— Qu'elle chante bien, madame T....!

— Oh!

— A-t-elle la voix fraîche!...

— Si *fraîche*, que son mari en est toujours enrhumé.

*
* *

— Eh bien! quand ferez-vous votre service militaire?

— Jamais... Mon médecin m'a dit que j'avais une maladie constitutionnelle...

— Ah! alors, vous pouvez demander la révision!

*
* *

Le comte Laplace ne croyait pas en Dieu ; il voulut une fois convertir Napoléon qui lui dit : « Monsieur, si je pensais comme vous, je serais trop malheureux, laissez-moi espérer qu'il est un lieu où je ne rencontrerai pas ceux qui vous ressemblent.

— Votre Dieu, dit le géomètre, ferait-il, avec sa toute-puissance, un baton à un bout?

— Je présume qu'il peut tout, puisqu'il fait agir des corps évidemment privés de cervelle. »

*
* *

— Mon pauvre oncle vient de mourir!

— C'est affreux. De quoi?

— D'une apoplexie foudroyante. Figure-toi qu'il

tient les cartes au cercle. Le banquier vient de dire : « J'en donne! » Mon pauvre oncle n'a pas le temps de regarder les cartes, il meurt. Mais ce n'est encore rien...

— Pourtant!

— Mon pauvre oncle, qui a ordinairement une guigne atroce, avait neuf en main!

Le docteur a recommandé à la maman de la petite Lili de lui donner un remède pointu.

— Je ne veux pas, crie Lili en pleurant, non, je ne veux pas boire à reculons, na!

⁂

« Moi, disait un Marseillais à un Gascon, je suis tellement sensible au froid que quand j'ai l'imprudence de retirer la clé, je m'enrhume par le vent qui vient de la serrure.

— Et moi, dit l'autre, je m'enrhume du cerveau rien qu'en ouvrant le verre de ma montre. »

⁂

A table :

Des médecins viennent d'énumérer les sophistications de tout genre auxquelles se livrent certains pharmaciens.

Cadet, avec découragement :

— Ah ! c'est à vous dégoûter d'être malade !

Vieux mot, mais drole quand même :

Dans un café de province, un chercheur de charade parle :

« Mon premier a la coqueluche, mon second a la rougeole, mon troisième a la fièvre typhoïde, mon quatrième a le choléra.

— Et votre tout ?

— Mais c'est de mes enfants que je parle. »

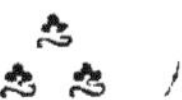

Un lauréat de la Société protectrice des animaux reste couvert en parlant à des dames.

— Parfaitement, c'est pour ne pas enrhumer son araignée.

Nos médecins.

Le docteur est au chevet du malade. Il le regarde.

Tout à coup son regard s'assombrit, et il murmure :

— Plus rien à faire!

— Ah! docteur, il est perdu?

— Mais non, si je dis : Plus rien à faire... c'est qu'il est guéri. »

⁂

« Et vous dites que votre estomac est toujours aussi délabré?

— Toujours.

— Vous n'avez donc pas bien suivi mon ordonnance?

— Si, docteur. Ainsi que vous me l'avez recommandé, je ne fume plus qu'après mes repas.

— C'est-à-dire?

— C'est-à-dire de midi à sept heures du soir, et de huit heures du soir à minuit. »

⁂

Une académie de province, — une de ces honnêtes femmes qui n'ont jamais fait parler d'elles, suivant l'expression de Voltaire, — a mis au concours la question suivante :

« De l'influence des alcools sur l'homme au point de vue de la psychologie psychique. »

Plusieurs mémoires sont cités au rapport lu en séance publique.

« L'auteur du mémoire n° 2, dit le rapporteur, était évidemment plein de son sujet ; il s'est trop étendu... »

*
* *

Le docteur J... gravit la rue des Martyrs à la suite d'un convoi qui se dirige vers le cimetière Montmartre.

« Un client?... lui demande, d'un air narquois, un de ses amis.

— Non, répond le docteur, avec un doux sourire... un confrère ! »

*
* *

Un cultivateur auvergnat, qui s'enivre souvent, était malade.

« Vous buvez trop ! lui disait son médecin ; c'est pour vous une funeste habitude : il faut vous en défaire.

— Ah ! mon Dieu ! moussieu le médechin, dit le cultivateur, ne faut-il plus jamais que j'm'amuje un brin ?

— Je n'ai pas dit *jamais*, répondit le docteur, mais il ne faut pas vous enivrer si souvent. Tenez, pour commencer, je ne vous le permets plus que trois fois par mois.

— Trois fois par mois?

— Oui.

— Eh ben, ch'est dit : j'm'riforme. Mais dites donc, moussieu le médechin?

— Eh bien quoi ?

— Si vo vouliez pour demain m'avancher le mois?... »

* * *

Il y a soirée musicale chez un personnage dont le grand-père s'est pendu, — et l'on prie Mlle Prudhomme de se mettre au piano. Elle hésite et finit par refuser.

« Tu as bien fait, lui dit son illustre père en rentrant; le piano est un instrument à cordes et la famille aurait pu voir là une allusion blessante. »

Dans un café de la Cannebière :

Barbastoul narre ses impressions de voyage à Lourdes.

« Et, demande un auditeur, avez-vous assisté à quelque miracle?

Je crois bien! Il est arrivé, le même jour que moi, un invalide qui avait une jambe de bois. Il entre dans la grotte, prie la Vierge, puis il plonge sa jambe dans la piscine. Cinq minutes après, son vœu était exaucé. Il avait les deux jambes pareilles.

— Pas possible!

— Mais si! Seulement il s'était trompé de jambe, et maintenant il a deux jambes de bois! »

***

Mme X..., dont le mari vient de se casser la jambe, envoie sa femme de chambre chercher le médecin de la maison, qui est en même temps un chirurgien habile.

« Pardon, madame, fait la femme de chambre, si j'osais, je recommanderais à madame un spécialiste qui demeure tout près d'ici.

— Qui cela? demanda Mme X...

— Mais Madame connaît bien notre voisin, le docteur Z... Il est professeur de *pathologie*, et comme monsieur s'est cassé la jambe... »

*
* *

Soyons franco-russes !

Legrand du Saulle, dans son *Traité de médecine légale*, raconte le fait suivant : Pierre-le-Grand, peu de temps après son second mariage, envoya à la Czarine un message très pressé. Un Français, du nom de Villebois, avait été chargé de remettre la dépêche en main propre. Le froid était très vif. Villebois aimait à boire, et lorsqu'il arriva à destination il était ivre et agité. La czarine était au lit et ses femmes se retirèrent au moment où l'on introduisit le messager.

A la vue d'une femme jeune et belle, il se précipite brutalement sur elle. L'honneur de l'époux absent ne put être sauvé, malgré les prompts secours qui survinrent. Enfermé dans un cachot, Villebois s'y endormit et lorsque Pierre-le-Grand, mandé en toute hâte, voulut l'interroger, il dormait encore ; il ne se souvenait plus de rien au réveil. Le czar, qui avait de bonnes raisons pour excuser l'ivresse, se contenta d'envoyer le coupable sur les galères de l'Etat.

Six mois après il lui fit grâce et le réintégra dans ses premières fonctions.

Horrible, mais faux.

Un des Russes opérés par M. Pasteur a occupé ses loisirs à nouer des relations avec une femme également en traitement.

Il en est résulté chez la dame une certaine rotondité, à laquelle son mari, qui est resté absent, ne sait, à son retour, attribuer de cause plausible. Il prend donc le parti de faire visiter sa femme par un médecin de ses amis, qui lui dit avec un sourire indéfinissable :

« Je vois ce que c'est. C'est l'effet du virus. »

On parle de l'inutilité des précautions exagérées en temps d'épidémie.

« Tenez, dit Guibollard, un exemple frappant. J'ai eu un ami très pointilleux, très ferré sur l'hygiène, très soigneux de sa santé. Dès qu'il avait un point noir sur une dent, il se la faisait plomber...

— Eh bien?

— Eh bien, cela ne l'a pas empêché de mourir de la poitrine... »

*
* *

Entendu dans un bureau de mairie :

« Monsieur, je viens déclarer le décès de ma belle-mère?

— A quelle heure est-elle morte?

— Oh! ce n'est pas encore fait, mais le médecin *promet* qu'elle ne passera pas la nuit. »

*
* *

Z..., le financier connu, rencontre un ami, chirurgien fort riche et très occupé!

« Eh bien, millionnaire!

— Oh! oh!... c'est vous qui l'êtes.

— Pas si riche que vous : dans votre métier, on vous paie fort cher même de mauvaises opérations. »

*
* *

Phrase détachée d'un roman en cours de publication :

« ... En un mot je suis privé des baisers d'une mère, car la mienne est morte en donnant le jour à mon frère aîné. »

*
* *

La passion du voyage. — Une jeune fille à une de ses amies :

« Oh ! ma chère, que je suis contente ! nous allons faire un voyage à Paris.

— ??? est-il vrai ?

— Oui, papa a été mordu par un chien enragé et nous allons tous voir M. Pasteur.

*
* *

Un particulier vint un jour trouver M. Pousse, pour le consulter sur l'espèce d'inquiétude qu'il avoit, de ce qu'il ne pouvoit avoir d'enfant, ce qu'il croyoit pouvoir attribuer à ce que sa femme étoit mal conformée. M. Pousse, après l'avoir bien écouté, bien questionné, le congédia avec cette seule ordonnance :

« Ta femme est bien conformée. »

POUSSE.

*
* *

Extrait du *manuel du savoir-vivre* (Ch. Leroy) :

« Les visites de convalescence sont dues aux gens qui vous ont visité, excepté au médecin, qui pourrait en abuser lâchement pour vous remettre sa petite note. »

* * *

Un monsieur pénètre dans la chambre à coucher d'un de ses amis.

Il le trouve en train de ronfler avec une paire de lunettes sur le nez.

« Comment, s'écrie-t-il en le réveillant, vous conservez vos lunettes pour dormir?

— Oh! que voulez-vous, répond l'autre, je suis si myope que sans lunettes je ne pourrais rien voir dans mes rêves. »

* * *

Fable moderne :

Le Melon et la Langouste

Un melon et une langouste discutaient le point, controversé en France aujourd'hui, si le melon doit figurer au commencement du dîner ou au dessert.

Le melon qui avait plus de soin de sa peau que d'amour-propre dit enfin à la Langouste :

« Ma chère, passez la première! Vous avez la chance d'étouffer les convives avant qu'on arrive à moi! »

*
* *

Certain pochard remarque un beau matin que son nez s'agrémente de bourgeons multicolores.

« Tiens! dit-il à sa femme, je crois que j'ai des boutons de fièvre.

— Ça, dit la ménagère impitoyable, jamais de la vie... Tu veux dire sans doute des boutons de *culotte!...* »

*
* *

Historique :

Un pauvre diable, qui est à l'hôpital depuis plusieurs années, appelle un infirmier qui passe près de lui :

« Monsieur, je ne puis plus vivre en compagnie de mon voisin de gauche!

— Qu'est-ce qu'il vous a fait?

— Il me boit toute mon huile de foie de morue »

⁂

Villégiature et santé. Dans la station de X.-les-eaux, un baigneur se plaint à un garçon d'hôtel, sorte de jocrisse assez réussi.

« Je crois que vos eaux ne font rien du tout !

— Il faut de la patience, monsieur. Il y avait ici une dame qui n'est morte qu'au bout de six mois ! »

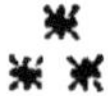

Aux abords de l'Institut :

« Quel est donc cet homme sordide, au chapeau crasseux, dont la chemise a l'air d'un sac à charbon ?

— C'est X..., un illustre savant, un des esprits les plus vifs de notre époque. *Mens sana in corpore salaud !* »

⁂

Une jeune fille a épousé un vieillard.

« Comme il est courbé ! dit quelqu'un en désignant l'époux.

— C'est, répondit un mauvais plaisant, pour faire croire à un mariage d'inclination. »

*
* *

Le comte ... d'Hoffmann, riche gentilhomme étranger, lisant le journal à haute voix :

« Hier, M. X... s'est brûlé la cervelle dans son bain. »

La comtesse, avec étonnement :

« Il était donc bien chaud? »

*
* *

Une jeune personne épouse un cousin de Guibollard.

Trois mois plus tard elle met au monde un gros garçon.

Le mari ne dit pas, comme l'époux d'une certaine maîtresse de Louis XIV, à la naissance d'une fille... imprévue :

« Mademoiselle, soyez la bienvenue, je ne vous attendais pas si tôt. »

Non : il court chez son médecin et le somme de lui donner l'explication du cas :

« Rien de plus simple, répond le docteur. Tout s'est accompli dans les règles. Il y a trois mois que vous êtes avec votre femme, trois mois qu'elle est avec vous : cela fait six mois, — et trois mois que vous avez passés ensemble, cela fait les neuf mois xigés. »

*
* *

Un joli mot fait hier soir par un de nos boursiers qu'on rencontre généralement après minuit, dans un état d'ébriété des plus prononcés :

« Ma femme, mon cher, disait-il à un de ses amis, vient d'accoucher de deux jumeaux. Ça ne m'a pas surpris, car lorsque je rentre auprès d'elle, j'y vois toujours double ! »

*
* *

Tant de gens sont obligés de s'ingénier pour vivre, qu'on invente chaque jour de nouveaux métiers que Privat d'Anglemont n'avait pas prévus.

Il y a, dans une petite rue de Belleville, une fabrique de nègres par la teinture d'iode. Les nègres se placent dans des maisons particulières comme domestiques. Ceux qui ont des aptitudes particulières entrent dans les cirques comme acrobates ou faiseurs de tours.

Dans le quartier Saint-Martin se trouve une fabrique de vers solitaires pour garnir les bocaux de pharmaciens. Les vers solitaires se font au crochet. Une fois dans l'esprit de vin, l'illusion est complète. Le ténia au crochet se vend dix francs en moyenne. Pour douze francs, on en a de deux mètres de long sur quatre centimètres de large.

*
* *

Quelques combles arrachés fraîchement au légendaire album du docteur M... :

Le comble de la laïcisation pour le Conseil municipal de Paris :

Faire élever les nouveau-nés au biberon, pour leur faire prendre les *seins* en horreur.

Le comble de la prudence :

Refuser à son enfant un œuf nouvellement pondu, sous prétexte *qu'il est tout frais*.

Le comble de l'illusion thérapeutique pour une femme qui veut engraisser :

Manger force lentilles, parce qu'elles *grossissent*.

Le comble de la prévenance :

Envoyer à une dame enrhumée du cerveau un poseur de robinets.

Le comble de l'esprit de paradoxe :

Un sourd-muet qui ne veut jamais jouer que sur parole.

*
* *

Dialogue surpris chez un malade.

Une dame cause avec la femme de celui-ci :

« Eh bien, comment va-t-il aujourd'hui?

— Heu! heu!

— Avez-vous vu un médecin?

— Oui.

— Qu'est-ce qu'il a dit?

— Que la maladie était mortelle.

— Quel est donc ce docteur-là?

— Le docteur X.....

— Alors, il a raison : avec lui toutes les maladies le sont. »

*
* *

Le docteur G... vient voir un de ses malades.

En lui ouvrant, la domestique, âgée, et qui a vaguement entendu parler astrologie chez la tireuse de cartes, lui dit :

« Ah! monsieur, vous êtes donc sorcier aussi?

— Pourquoi, ma bonne femme?

— C'est que monsieur m'a dit comme ça qu'il vous attendait pour son *uroscope.* »

***

Féroce, le docteur Sénécasse.

Il est appelé, de nuit, dans une maison, et en entrant dans la chambre il reconnaît le malade, qu'il avait déjà condamné une fois, il y a quatre ans.

Alors de sa plus aimable voix :

« Tiens, un récidiviste! »

***

Mme X... rentre chez elle le visage altéré.

« Ah! dit-elle à son mari, je viens de voir un spectacle affreux. Une pauvre femme écrasée par un omnibus, la tête séparée du tronc...

— Oh! c'est affreux.

— Rassure-toi, mon ami..., je n'ai pas eu peur. »

***

Mlle I..., la jolie petite danseuse, vient de doter son pays d'un Français de plus. La mère et l'enfant se portent bien.

Le docteur N... disait, en examinant le poupon : « Encore un qui a été trouvé sous un chou.

— Mais oui, fit la jeune mère, sous un Chouberski. »

*
* *

Une bonne farce, par ce temps d'hypnotisme :

En passant dans la rue Richelieu, un pochard vise une plaque en cuivre de somnambule, il la décroche et l'emporte.

« Si c'est une somnambule pour devrai, elle a la retrouvera bien. »

*
* *

Eloge du rectum en un délicieux sixain :

Fi de vos instruments à vent,
Qui demandent le plus souvent,
De ces efforts contre nature !
Moi, celui-ci me convient mieux.
On en pince en fermant les yeux
Nous en avons tous l'embouchure.

*
* *

Sur une carte de visite :
Un nom turc quelconque.
Et, au dessous
« Ex-Eunuque. »
Textuel.

*
* *

Deux médecins parlaient d'un de leurs confrères, professeur à l'Ecole de médecine.

« Il est arrivé par un singulier concours de circonstances, disait l'un, d'un air ironique.

— Et c'est le seul « concours » par lequel il pouvait arriver! ajouta l'autre. »

*
* *

Mariez-vous donc!

La femme du docteur Purgeroide paraît très absorbée dans la confection d'un ouvrage de couture :

« Que faites-vous donc là? demande une amie.

— C'est pour mon mari, c'est bientôt sa fête, je lui brode une camisole de force! »

*
* *

Consultation :

Le médecin. — Mon ami, il faut que vous preniez du fer.

Le malade. — J'ai peur que ça me donne des clous.

*
* *

La dame aux six petites chaises est bien affligée parce qu'elle a une fille qui est *historique* et a la danse de *syndic*.

*
* *

Au bureau militaire du 21e corps :

Un monsieur qui n'a pas encore fait de service se présente pour retirer son livret. On est en train de le lui établir. Le scribe pose les questions selon le formulaire :

« Votre métier?

— Professeur au Collège de France.

Le scribe continuant :

— Vous savez lire et écrire? »

*
* *

Une grande fille assez laide, un peu sotte et passablement prétentieuse, s'est décidée à épouser un modeste pharmacien, après avoir failli faire le repas du héron et coiffer sainte Catherine.

Une amie s'en étonne :

« Comment diable a-t-elle pu se résigner à ce parti peu brillant, elle qui se croyait digne d'un prince?...

— Tiens, dit une autre, mieux vaut un potard que jamais! »

*
* *

Dans la banlieue de Paris, un marbrier voisin du cimetière vient d'arborer cette enseigne, d'un comique froid :

«Au Rendez-vous des malades. »

*
* *

A la campagne :

« Eh bien? ma bonne femme, comment va-t-elle, votre grande fille?

— A va bien, monsieur le docteur, alle est guérite.

— Ah! elle est guérite... Eh bien, méfiez-vous des factionnaires. »

*
* *

« Oh! les bonnes prunes! s'écrie Toto, j'en veux encore.

— Mais, répond maman, si tu en mangeais davantage, tu serais malade.

— Eh bien! tant pis; donne-moi-z'en une et envoie chercher le médecin. »

*
* *

Le *Louisville Medical News* rapporte un diagnostic éminemment pratique d'un médecin américain.

Le docteur Jackson est appelé auprès d'un petit garçon que l'on disait malade. Avant toute chose, il s'adresse à l'enfant et lui demande à brûle-pourpoint :

« Voulez-vous une figue ou une orange?

— Une figue, répond sans hésiter le baby.

— Pas de fièvre alors, dit sentencieusement le bon docteur, sans quoi il eût demandé une orange. »

*
* *

A un grand dîner de fermiers normands, on parle de l'influence du cidre, qui fait tomber les dents.

« Ainsi, voyez, dit un des convives à son voisin, votre jeune femme est très gentille et il lui manque déjà deux quenottes sur le devant.

— Oh! répond celui-ci, c'est pas le cidre, c'est un coup de botte! »

*
* *

Une blanchisseuse qui aurait pu aspirer au brevet de rosière — *rara avis* — en vérifiant le linge d'un de ses clients, trouve un de ces petits appareils à jour, que les bandagistes appellent suspensoirs, et n'en connaissant ni l'usage ni le nom, écrit sur son livre de compte : une muselière en filet... 15 centimes.

*
* *

On vient de créer, à la Maternité, un cours spécial pour expliquer aux élèves sages-femmes l'anatomie et les fonctions du ventre.

De sorte que maintenant elles ont tous les matins un *cours de ventre.*

*
* *

Place du Panthéon.

Un gavroche voit entrer, à l'Ecole de droit, un étudiant bossu :

« Tiens, s'exclame-t-il, un tordu qui fait son droit! »

*
* *

Dans la loge :

La bobonne du second. — J'vais falloir quitter : notre jeune homme a une vilaine maladie.

La concierge. — Bah! quoi donc qu'il y a?

La bobonne. — J'sais pas. Les parents disent qu'i d'vient tout gommeux.

La concierge. — C'est en effet une question qui n'est nullement *seconduire.*

*
* *

Il y a quelques années avait lieu le banquet offert par les *Amis du matérialisme scientifique* à l'un d'eux, M. Mathias Duval, à l'occasion de son avènement au professorat à la Faculté de médecine de Paris, en remplacement de Robin.

Le menu du dîner, œuvre de l'un des convives, était approprié au genre de travaux du nouveau professeur. Le voici :

Hors d'œuvre

Olives « préhistoriques ». — Tranches de saucisson « Rusconi ». — Objectifs d'anchois à « immersion ». — Radis « oculaires ». — Beurre « Paraffine ».

Relevés

Potage « spermatogénèse ». — Turbot « sauce Muller ».

Entrées

Cervelles « sélection ». — Emincés de « Bulbe à la Rachidienne. » — Trip'jumeau « à la mode de Crâne ». — Dindonneau « au jus de têtard ».

Rôts

Cuisseau de Primate « sauce transformiste ». — Pâté de foie d'embryon « à la gélatine de Warton ». — Salade de laitue et œufs en « segmentation ».

Entremêts

Parfait de « Proto-Vertèbres glacées ». — Crême de « moelle fouettée au carmin ».

Desserts assortis

Pièce montée « au baume du Canada ». — Biscuits de Reins au Champagne. — Poires épididymes. — Glomérules de raisin en grappes.

Vins

Ordinaire : Thorins. — Bordeaux : Pontet-Canet. — Champagne : Moët.

*
* *

Entre gommeux :
« Je crois que j'hériterai bientôt de mon oncle.
— Qu'est-ce qu'il a ?
— La gravelle.
— Méfie-toi ! tu bâtis sur le sable ! »

*
* *

Boireau, pharmacien de première classe, a une altercation avec sa belle-mère.

« Vous allez toujours d'une extrémité à l'autre, s'écrie-t-il, et des extrémités également fâcheuses! Ainsi, vous ne cessez d'être *pilule* que pour devenir *canule.* »

*
* *

A l'hôpital de la Charité :

On ampute la jambe droite d'un malheureux ouvrier.

Au milieu de l'opération, le blessé pousse des cris épouvantables.

« Tonnerre! s'écrie le docteur X... Si tu g... cries comme cela, je te les coupe toutes les deux. »

*
* *

Nous recevons la lettre suivante de notre ami Calino :

« Cher ami,

« J'ai un abcès dans la bouche. Venez me voir. Je ne vous en écris pas plus long, car mon médecin m'a défendu de causer. »

« Madame ne reçoit pas, elle a ses vapeurs...

— Ah! elle a ses vapeurs! Eh bien, annoncez-lui un passager de 1re classe. »

Le bohème Tristempeigne, qui passait sa vie dans les brasseries et les caboulots, vient de mourir de consomption, brûlé et desséché par l'abus de l'alcool.

Un ami, ignorant son trépas, va prendre de ses nouvelles chez sa concierge qui se récrie :

« Mais vous ne savez donc pas, dit-elle, qu'on l'a enterré mécrédi?

— Bah! Ah! le pauvre garçon, et de quoi est-il mort?

— Ah! dame, le docteur a dit comme ça qu'il était mort de consommation. »

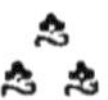

Oscar à Gontran :

« Comment, tu as quitté Nana?

— Qu'est-ce que tu veux?... mon médecin m'a recommandé d'éviter la foule. »

⁂

L'un de nos meilleurs confrères ordonna à l'une de ses malades de boire de l'eau de Sedlitz. La malade fit aussitôt une grimace de dégoût.

« Il n'y a que le premier verre qui coûte à boire, dit le médecin.

— Aussi, répondit-elle, ne boirai-je que le second. »

⁂

On demandait à une femme timide si elle se souvenait de son premier amour.

« Non, répondit-elle en baissant les yeux, j'ai eu, à l'âge de dix ans, une fièvre typhoïde qui m'a fait tout oublier. »

⁂

« Eh bien! demande le docteur, comment va notre ami?

— Mais il est revenu des eaux, il y a trois mois et il est mort hier.

— Cela ne m'étonne pas, répond le médecin, après un instant de réflexion : les eaux ne produisent leur effet qu'au bout de quelque temps. »

*
* *

Une enseigne relevée à Marseille :

Dans cette ville, traverse Saint-Basile, n° 7, on peut lire en toutes lettres, sur une plaque de cuivre :

Mme *Ventre*, née *Maillot*

Sage-femme

Après celui-là, on peut tirer le cordon... ombilical.

*
* *

Nous trouvons aux faits-divers de l'*Indépendant de* D... les quelques lignes suivantes :

« Le sieur Robichon, manœuvre, en traversant la place du marché, est tombé malheureusement sous la roue d'un énorme camion chargé de pierres de taille. Il a eu la tête presque entièrement séparée du tronc. Les médecins redoutent des complications. »

⁂

Feuilleton du *Petit Journal*. Frémissez, Farabeuf, Sappey, et vous, ombre de Cruveilhier!

« Mais je ne pus en dire plus, car la superbe Russe de l'année précédente était devant moi à l'état de spectre, de squelette. De ses yeux bleu-violet, il ne restait plus qu'un regard brûlant, incisif comme un coutelas. Ses joues blanches et osseuses me firent mal. La main qu'elle me tendit me fit frissonner, j'*en sentais les vertèbres!...* »

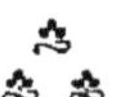

Un condamné à mort est à l'heure suprême où il va expier ses crimes, sur la plate-forme même de l'échafaud.

Il a l'air préoccupé et donne des signes manifestes d'impatience.

« Désirez-vous quelque chose? lui demande l'exécuteur.

Le condamné sourit et, d'une voix angélique :

— Donnez-moi un jeu de cartes. Je voudrais me faire une réussite. »

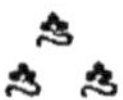

Un huileux à un autre :

« Ce soir, tu sais, notre souper chez Muscadino...
— Peux pas! j'ai mon oncle...
— Encore?
— Il se plaît à Paris et ne me lâche plus.
— Un *oncle* incarné, alors. »

Le docteur F..., de Plaisance, est un amoureux passionné de la pipe en terre (rien de *celle des Batignolles*). Parfois, en auscultant un client, il lui arrive d'entendre, soudain, un craquement caractéristique..., non aux sommets du malade, mais dans sa poche *latérale* à lui-même!

Il sait ce que c'est, fronce le sourcil et fait entendre un sourd juron :

Le *malade anxieux*. — C'est grave, docteur?...

F..., *au client ébaubi*. — Je crois bien, elle culottait!!!

⁂

X... est hydropique comme un tonneau de vin à quatorze sous le litre.

Mais lui, au moins, ça ne l'empêche pas d'avoir de l'esprit.

Les médecins ayant essayé sur lui, mais sans grand espoir, une dernière opération, un ami lui demande comment il va.

« Ma foi, répond X..., je crois bien que je m'en vais. J'ai subi l'extrême-ponction! »

⁂

P..., l'incorrigible bohême, va proposer l'autre jour un volume de vers à un éditeur qui s'occupe exclusivement de pédagogie :

« Ce n'est pas mon affaire. Apportez-moi un traité concernant l'instruction et l'éducation de la première enfance, et nous nous arrangerons. »

Quinze jours après, l'éditeur déroule, avec stupéfaction, un manuscrit de P..., intitulé :

Méthode rapide et certaine

Pour rendre les petits enfants fous...

*
* *

X... est un médecin peu engageant.

Il se présente hier chez un malade qu'il n'a pas encore soigné.

« Quel âge avez-vous? lui demanda-t-il.

— Soixante ans.

— Sapristi, vous les avez bien employés, je vous en aurais donné quatre-vingts au bas mot. »

Inutile d'ajouter que le lendemain on a prié ce cher confrère de ne plus revenir.

*
* *

Le docteur C... revient d'une soirée en compagnie de sa femme.

« Il me semble, lui dit celle-ci, que tu t'es montré bien froid pour ce monsieur L..., que la maîtresse de la maison t'a présenté. Tandis que lui! Quels compliments! Quelles protestations! On voyait bien qu'il ne demandait qu'à devenir ton ami.

— C'est justement pour cela que je l'ai tenu à distance.

— Vraiment! Et pourquoi?

— Tiens! tu ne sais donc pas que, pour un médecin, un nouvel ami, c'est un malade de plus à soigner gratuitement. »

*
* *

EPITAPHE DE PASTEUR, par L. R.

Pasteur, l'étonnement des âges où nous sommes.
Il prit la rage aux chiens, pour la donner aux hommes.

*
* *

En consultation :

« Docteur, je ne vais pas bien, mon sommeil est troublé par des cauchemars, et surtout par des visions de femmes complètement nues.

— Très bien, mon cher ami. Vous prendrez tous les soirs, avant de vous coucher, une infusion de feuilles de vigne. »

*
* *

Le docteur L..., examinait sur son fauteuil spécial une très honorable dame atteinte d'une métrite quelconque.

Après avoir découvert la cliente, il introduit le spéculum dans sa « riche nature ».

Une fois l'instrument en place, la dame pousse des petits cris gutturaux: « ah ! ah ! ah !!! »

Surprise du gynécologue qui, croyant avoir blessé sa cliente, retire le spéculum et l'introduit de nouveau avec soin.

Mêmes cris gutturaux : « ah ! ah ! ah !.... »

Notre confrère, de plus en plus surpris, interroge la malade sur le motif de sa plainte.

Elle lui répond simplement qu'ayant été consulter un laryngoscopiste, la veille, celui-ci avait introduit l'instrument et lui avait dit de faire « ah ! » afin qu'il pût mieux voir.

La dame avait pensé dans sa naïveté que le « ah ! » facilitait également l'examen au spéculum.

*
* *

En police correctionnelle :

— Vous avez frappé brutalement le docteur X... Pouvez-vous nous dire pour quel motif?

— Dame, mon président, c'est mon médecin... j'invoque le cas de légitime défense.

*
* *

Machin est souffrant; d'un autre côté, il se méfie horriblement des médecins.

« A qui m'adresser?...

— N'hésitez pas, répond un ami, consultez le Bottin! »

*
* *

Inscription funéraire relevée dans un cimetière des environs de Londres :

« Elle a vécu d'une vie vertueuse. Elle est morte du choléra morbus, pour avoir mangé trop de fruits verts dans l'espérance de l'immortalité, à l'âge de 21 ans 7 mois et 15 jours. Allez et faites de même. »

*
* *

Après le thé, chez madame Chapusot :

« Hé bien? votre fils, chère madame?... Vous en faites toujours ce que vous voulez?

— Le pauvre enfant, oui! Seulement la besogne qu'on lui donne à faire doit être bien répugnante!

— Pourquoi donc? Est-ce qu'à son âge on lui ferait ouvrir des cadavres?

— Oh! bien plus fort que ça, ma bonne! Il m'écrit comme ça qu'on lui fait étudier des langues mortes. »

⁂

Baptiste — le nouveau domestique du docteur X... — entre dans le cabinet de son patron :

« Monsieur, lui dit-il, il y a deux muets qui viennent pour une consultation.

— Des muets? Sont-ils vraiment muets?

— Ils le disent, du moins. »

⁂

Au noble faubourg :

La marquise de San-Café vient d'accoucher de trois jumeaux.

Saint-Taupin vient présenter ses compliments.

« Toutes mes félicitations, marquise...

Et d'un ton plein d'amabilité :

— Combien en gardez-vous? »

*
* *

Sur un steamer, pendant le roulis :
« Comme vous êtes jaune!
— Je ne suis pas malade, je suis espagnol. »

*
* *

Nouvel extrait (alcoolique) du *Petit glossaire* inédit de M... et W... :

Sommeil. — Le dîner du pauvre.

Expérience. — Construction faite des débris de nos illusions.

Mariage. — Compromis à vie.

Tribune académique. — Un puits de science : quand un *seau* descend, l'autre remonte.

Indulgence. — Vertu de ceux qui se connaissent.

Rhume de cerveau. — Fleuve qui prend sa source aux pieds et débouche par les fosses nasales.

Honoraire. — Celui qui ne palpe rien.

Honoraires. — Ce qu'on palpe.

Eau-de-vie. — Liqueur forte qui affaiblit ceux qui la boivent.

Ascenseur. — Instrument qui fait monter... les loyers.

Consultation. — Suprême hommage rendu à la science. Extrême-onction médicale.

Académie. — Antichambre du cimetière.

*
* *

Dans les salons de Brébant, au fameux dîner des Trente, on parle des végétariens :

« Sapristi! remarquait à ce propos quelqu'un, il me semble qu'avec ce régime peu réconfortant, l'avenir de la race, sinon la santé de l'individu, serait vite compromis. Il n'y aurait bientôt plus d'enfants.

— Erreur complète, répliqua aussitôt M..., qui est un légumiste convaincu. Au contraire, nous deviendrions d'un prolifique... Et la preuve, c'est que le célèbre mathématicien philosophe Pythagore ne mangeait jamais que des herbages, et qu'on dit cependant, indifféremment : la « table » de Pythagore ou la table de « multiplication! »

*
* *

Le baron de H..., qui est tellement sourd que son valet de chambre lui répond sur une ardoise, voyait tout le monde rire; et, pour dissimuler son infirmité il se tordait plus que les autres et secouait la tête comme pour dire : « Elle est bien bonne! »

Quand tout fut rentré dans le silence, le baron, désireux de se distinguer, fit un geste réclamant le silence et dit : « Je connais aussi une histoire excessivement drôle... »

Et il raconta la même.

*
* *

Un chanteur de café-concert, momentanément enrhumé, demande à son médecin s'il est vrai que les œufs frais éclaircissent la voix et favorisent l'émission des sons.

— Je crois bien, répond l'Esculape avec un sérieux imperturbable. Voyez les poules : dès qu'elles pondent, elles se mettent à chanter.

*
* *

Un aveugle, qui a fait élection de domicile sous une porte cochère, dans le haut de la rue du Bac, porte sur la poitrine une large pancarte sur laquelle on lit cette inscription :

— Prenez pitié d'un père de famille, aveugle par suite de né-cécité.

*
* *

M. M... est d'une niaiserie proverbiale. On ne se fait pas faute de l'exploiter, d'ailleurs, pour la distraction générale.

Un jour, sa femme l'ayant rendu père et ne pouvant nourrir son enfant, M... se mit en quête d'une nourrice, qu'il n'eut pas de peine à trouver et qu'il installa au domicile conjugal.

Elle était à peine entrée en fonctions qu'un des amis de la maison prend à part M. M... et lui dit, d'un ton de mystérieux reproche :

« Je ne comprends vraiment pas, mon cher, que vous, si rigide en matière de convenances et de mœurs, vous ayez pris une telle nourrice.

— Qu'y a-t-il donc à sa charge? demanda M. M... surpris et inquiet.

— Vous ne savez donc pas qu'elle vient d'avoir un enfant? »

M... parut, à cette révélation, tout à la fois surpris et scandalisé. Et il voulut très sérieusement congédier la nourrice. On eut toutes les peines à le retenir.

*
* *

Chez le coiffeur :

Un Anglais tire de sa poche un louis et un revolver.

« Gaaçon, rasez-moà. Je donné un louis à vos, si vous ne coupez pas moâ; si vous coupez moà, je brûlé le cervelle de vos.

Le garçon rase l'Anglais sans le couper.

L'Anglais lui remettant le louis :

— Vous n'avez pas été ému, pourquoi?

— Oh! c'est bien simple, mylord; si je vous avais entamé le moins du monde, je vous aurais coupé le cou tout à fait. »

L'Anglais court encore.

*
* *

Examen de médecins militaires :

« Supposez, dit le professeur, qu'un soldat vienne se plaindre à vous de manque d'appétit, de forces... Quel adjuvant emploierez-vous pour le faire marcher.

Le candidat, avec des yeux féroces :

— L'adjudant de semaine! »

*
* *

Pitou, soldat d'infanterie de marine, revenu du Tonkin avec une jambe de bois, est allé faire une visite à son compatriote Guibollard.

« Vaillant guerrier, lui dit le vieux gâteux, grâce à vous, la France a un pied dans l'Extrême-Orient.

— Je crois bien, répond Pitou... c'est moi qui l'y ai laissé!... »

*
* *

Un écho américain :

Un jeune médecin enlève une de ses clientes, âgée de dix-sept ans.

Les parents l'accusent de trigamie devant les tribunaux.

Le jeune docteur se défend ainsi :

« Je me suis marié trois fois.

« Mon premier mariage était bon.

« Le second est nul, ayant été contracté du vivant de ma première femme.

« Le troisième est parfaitement légal, attendu que ma première femme est morte et que la seconde ne compte pas. »

Le tribunal de Chicago n'a trouvé aucun vice à cette subtile argumentation.

*
* *

Racontars de piscine.

« De quel pays est donc ce monsieur qui vient de sortir?

— De Foix.

— De Foix!... et il a une maladie de peau!

— Ça vaut mieux que s'il était de Pau et qu'il ait une maladie de foie. »

*
* *

Mme Vertuchoux adresse une semonce à sa fille :

« Oui, mademoiselle, l'innocence est un trésor. Dieu vous en a confié la garde. Qu'en avez-vous fait?

La jeune fille baisse la tête et rougit.

— Ah! je comprends : vous ne l'avez déjà plus!

— Hélas!... Mais aussi comment garder un trésor dont tous les hommes ont la clef sur eux? »

*
* *

A l'hôpital militaire :

Le chirurgien est en train d'amputer le bras d'un dragon, qui pousse naturellement des cris abominables :

— Allons ! s'écrie le major : taisez-vous, mon ami... Vous avez un bras de moins, et après?... Prenez donc votre courage à deux mains!

*
* *

Entre un confrère et une cliente :

« Docteur, je ne me sens décidément plus l'ombre d'une force. Je ne suis plus qu'un paquet de coton. Aussitôt que j'ai fait dix pas, je suis obligée de m'asseoir, je n'ai plus de jambes du tout...

Le docteur Z., à ce mot, avec un sourire satanique :

— Si nous cherchions bien? »

*
* *

Lorsqu'un individu se pend, en Angleterre, pour passer dans l'autre monde et qu'il en revient (pas de l'autre monde, bien entendu), il passe en police correctionnelle.

« Jeune homme, lui dit alors le président, vous avez été pris en flagrant délit de suicide. Qu'avez-vous à dire pour votre défense?

Le prévenu. — Il pleuvait, monsieur le président; j'étais trempé, je me suis pendu pour me sécher. »

⁂

Le docteur Br... est appelé en consultation près de la belle-mère de X...

Il examine attentivement la malade et ne se prononce pas. Le lendemain, il cause longuement avec le gendre.

« Pourquoi diable êtes-vous resté si longtemps avec lui? demanda le beau-père.

— Il fallait bien habituer votre gendre à cette idée que votre femme peut en réchapper! »

Chez la portière :

« Ah! c'est vous, madame Cardinal; est-ce vrai que votre fille a la poitrine prise?

— Par qui? »

*
* *

Logique déduction renouvelée de l'antique :

En ce monde il importe de boire, car le bon vin fait le bon sang, le bon sang fait les bonnes humeurs, les bonnes humeurs produisent les bonnes pensées; des bonnes pensées naissent les bonnes œuvres. Or les bonnes œuvres mènent au ciel. Donc le plus sûr moyen pour aller en paradis, c'est de boire, de boire sec!

*
* *

Entre malades :

« Il faut manger bien peu quand on a mal à l'estomac.

— Oui, mais comment faire?

— Moi, je me suis guéri en ne me nourrissant que de fromage de Gruyère.

— Ah bah! Mais c'est très lourd pour moi!

— Faites comme moi! je ne mangeais que les trous! »

⁂

Malade à force de boire, un aimable poivrot reçoit la visite d'un ami :

« Voyons, lui dit celui-ci, les médecins t'ont permis un verre d'absinthe par jour et tu en bois cinq ; ce n'est pas raisonnable.

— Pardon, pardon; j'ai consulté cinq médecins, et chacun d'eux m'en a permis un verre; j'observe rigoureusement leurs prescriptions. »

⁂

Chez la portière, ou le vocabulaire médical écorché :

— Tout le monde sait que, pour arrêter des vomissements, il suffit d'un *chiffon d'aut'sexe*. C'est connu comme le louis blanc; c'est *alimentaire!*

— Dites donc, madame Chapuzot, est-ce que le locataire du premier se remarie, que votre escalier est rempli de fleurs?

— Non, c'est parce qu'il donne un' fête à cause que son fils qui vient de passer son *patacholéra*, a été reçu *chapelier ex-lettres*, ce qui lui a valu les *palmes des anémiques*.

— N'est-ce pas sa sœur qui avait le ver *célibataire*? Elle était bien malade, allez; on a été obligé de lui poser un « bézigue à trois » (vésicatoire) sur le bras gauche.

— Est-ce vrai, Madame Chapu, que votre fils Antoine a une fièvre *ophicléide*!

— Non, madame Moulard, mais le cher enfant n'en vaut guère mieux. Vous savez qu'il avait déjà une *prétention* d'urine, n'est-ce pas? Voilà qu'il vient de lui pousser une *hippolyte* dans le nez. Même que le docteur lui a ordonné du *corail* de potasse.

— A propos, M'ame Pinchard, votre locataire du second est donc malade?

— J'vous crois! Le médecin a dit comme ça qu'il avait les *branches* attaquées et que même il avait un *concert* dans la *roture* du genou.

— C'est comme notre locataire du cintième, elle avait de l'eau plein le corps et il paraît que si on ne lui avait pas fait une *pension* dans le ventre, elle serait morte à c't'heure.

*
* *

Mme X... est très connue pour sa coquetterie, sa légèreté et ses flirtages équivoques.

Hier, son mari se précipita comme un fou chez son médecin :

« Docteur, accourez vite, ma femme vient d'avoir une faiblesse.

Et l'autre, étourdiment :

— Pour qui? »

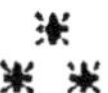

Le docteur, à un malade qui le consulte :

« La frayeur que vous avez eue a troublé les fonctions du cœur, par suite, la circulation du sang et occasionné votre maladie.

— Et qu'est-ce que c'est?

— C'est vingt francs! »

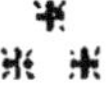

« Docteur, je souffre de rhumatismes affreux... il est vrai que j'ai la cinquantaine.

— Cela ne fait rien. Vous habitez sans doute une maison neuve. Vous avez dû essuyer des plâtres.

— Non, je viens de me marier.

— Qu'est-ce que je vous disais? »

*
* *

Le fossoyeur d'une petite ville des environs de Paris vient de résigner ses fonctions, après avoir vainement sollicité une allocation supplémentaire.

En notifiant sa décision définitive, il a fait ressortir la grève des décès qui dure depuis trois mois.

Voici les termes de sa conclusion :

« Du moment qu'on ne meurt plus, il n'y a plus moyen de vivre. »

*
* *

Copié aux environs de Cholet :

1882

« Ici on n'enterre que les morts qui vivent
dans la commune. »

*
* *

Guibollard visite une maison de santé :

« Alors, demande-t-il, il peut arriver que vous enfermiez ici comme fous des gens qui ne le sont pas !

— Oüi, fait philosophiquement le directeur, mais ça n'a pas d'importance : au bout de huit jours, ils le sont devenus !

⁂

Pris sur le vif, ce mot de la fin :

On reprochait au docteur X... d'avoir dit, méchamment, qu'une de ses clientes faisait des fautes d'orthographe.

— Allons donc ! fit le docteur se défendant, je n'ai pas dit cela : j'ai dit tout au plus qu'elle a l'orthographe prétentieuse.

— Eh bien ?

— Eh oui ! c'est-à-dire qu'elle n'a pas l'orthographe de tout le monde. »

Quelques pensées sauvages d'un cultivateur de microbes, travaillant toujours à son fantaisiste glossaire :

Calvitie. — Déboisement de la partie supérieure de la tête qui donne à la physionomie quelque chose d'affable et souriant ; car toujours les *chauves sourient*.

— Peu de personnes aujourd'hui vont écouter les sermons dans les églises. Le corps clérical aurait grand besoin d'un onguent pour raffermir ses chaires.

— Pensée trouvée à la porte d'un Mont-de-piété : Le *clou* fut ma tante et les *clous furoncles*.

*
* *

— Epitaphe cueillie dans un cimetière de province :

Celui qui dort en paix, en ce lieu de tristesse,
Est mort à 120 ans d'un abus de vieillesse.

*
* *

— Oh ! les femmes !... Je ne veux plus en entendre parler depuis que l'une d'elles m'a joué un tour pendable...

— Vous fûtes malheureux en amour?

— Non. Je parle de celle qui me donna le jour.

*
* *

« Mon cher, j'ai une fièvre de cheval !... Si j'envoyais chercher le médecin.

— Je crois que vous feriez mieux d'appeler un vétérinaire.

*
* *

Une fois par hasard, soyons utiles.

Indiquons aux marcheurs un moyen infaillible de se débarrasser de leurs cors aux pieds.

C'est un spécialiste qui l'affirme, il suffit de mettre sur le cor en question, soir et matin, un morceau de blanc de poireau.

Les poireaux guérissent aussi les *oignons*.

Similia similibus:

C'est de l'homéopathie, tout simplement.

*
* *

En cour d'assises :

Un individu est accusé d'attentat à la pudeur sur la personne d'une femme plus que sexagénaire.

La victime est appelée comme témoin, et le président lui demande quelques explications.

— Je n'ose point parler, mon président, s'écrie-t-elle, c'est trop escandaleux ! Ce gaillard-là, voyez-vous, c'est pas un homme, c'est un haras !...

⁂

Un confrère pratique.

Les médecins australiens sont moins scrupuleux que les nôtres, et ils ont raison.

Voici ce que nous relevons dans un journal australien :

« Avis aux malades. — Le docteur John Smith a l'honneur d'annoncer à ses clients qu'il vient de découvrir, après une longue expérience, que la reconnaissance des malades fait toujours partie de leur maladie; que son point culminant est lorsque la fièvre atteint son plus haut degré, qu'elle se refroidit pendant la convalescence et disparaît complètement au rétablissement; en conséquence, à partir d'aujourd'hui, les termes de payement sont changés : chaque visite sera payée au comptant et sans escompte. »

A force de soigner les corps, le docteur John Smith nous paraît avoir acquis une grande science du cœur humain.

⁂

Le député X... amène notre jeune confrère, le

docteur Quivis, dans le cabinet de M. D..., ministre de notre athénienne République et le recommande chaudement :

« Que désirez-vous pour lui? demande l'honorable nfluent.

— Hem! hem! n'importe quoi... La moindre des choses pour commencer... Par exemple, un petit poste d'auditeur au comité d'hygiène publique.

— Bien; justement, il n'y a pas d'examen à subir. Le jeune homme a-t-il des titres à faire valoir, des aptitudes particulières?

— Comment! je crois bien! Regardez donc ses oreilles. »

*
* *

En rade de Cherbourg :

Un vieux matelot apprend, sur le pont, qu'un capitaine de frégate, son ancien commandant, vient de passer de la vie au trépas.

Il essuie un pleur en disant :

« De quoi est-il mort?

— De la rupture d'un vaisseau.

— Ah! tant mieux! pour un marin, c'est une belle mort! »

*
* *

Les progrès de l'hygiène :

Après le mariage :

Les deux mariés sont au salon, recevant les souhaits de leur famille, ainsi que les cadeaux des amis.

On introduit un monsieur tout de noir habillé qui va droit au jeune marié :

« Je vous demande pardon, monsieur, mais je viens vous entretenir d'une chose qui intéresse votre avenir ainsi que celui de votre femme...

— Parlez, monsieur.

— Je possède un four crématoire... Puis-je vous considérer comme souscripteur? »

*
* *

Une amusante histoire que je chipe à mon excellent confrère le *Scalpel* de Liège... passablement incisif, malgré son titre :

Il y avait dans une petite bourgade un médecin qui faisait florès, tout seul qu'il était, et par conséquent à l'abri des coups de pattes de l'un ou de l'autre confrère.

C'était une façon de grand diable d'homme, basané et d'une maigreur à proposer une alliance à Sarah Bernhardt. Avec cela, de longs cheveux noirs, qui encadraient sa figure argileuse, et lui donnaient un air de revenant.

Arrive un leu ! Survient un loup.

Pas de ciel sans nuage; pas de soupe sans un cheveu. En effet, un beau matin, juste en face de son enseigne, le docteur vit luire la plaque d'un nouveau confrère.

Le concurrent, lui, était rondelet, rosé, frisé comme un petit ange bouffi, un vrai miroir de santé, dans toute la fraîcheur appétissante de son charme blondinet. Les femmes des environs l'avaient surnommé le « bouton de rose », appellation flatteuse à laquelle notre Hippocrate répondait par un sourire qui creusait, dans ses deux joues de pêche, des fossettes à loger un tas d'indiscrétions.

Et cela, joyeusement, le cœur léger, un coup d'œil sur la fenêtre d'en face, où maigrissait de dépit le confrère à l'ocre, qui décidément semblait vouloir poser pour une momie.

La concurrence se fit intense. Chaque jour ce Grec et ce Troyen déchiraient entre eux le Patrocle de la clientèle. C'était à qui donnerait le meilleur accroc dans le pan, ou plutôt à la réputation du collègue; avec des fooooormes, bien entendu. Le dodu l'emportait sur le sec.

Un jour pourtant, le démon de la ruse cingla son grand front jaune. Une dame venait d'entrer dans son cabinet.

La consultation finie : « Mais, docteur, lui dit-elle, comment se fait-il que vous soyez si maigre, que vous ayez l'air si malade, alors que votre collègue jouit de tous les avantages de la santé?

— Oh! oh! madame, c'est bien simple, reprit-il, avec un éclair dans l'œil. Nous ne sommes que deux médecins et par conséquent obligés de nous soigner l'un l'autre.... Voilà l'histoire; c'est moi qui le traite..... et c'est lui qui me soigne. Vous voyez bien, n'est-ce pas, la différence de traitement! »

*
* *

Connaissez-vous l'histoire de M. C...? Ce médecin, aussi ladre que peu couru, donnait depuis longtemps ses soins gratuits à une richissime octogénaire.

« Docteur, disait-elle à chaque visite (et vous jugez si elles étaient fréquentes), je n'ai plus à vivre que quelques jours, patientez donc encore un peu; vous êtes en bonne place sur mon testament, et j'espère que vous serez satisfait de mes dernières dispositions. »

M. B... rejetait bien loin toute idée d'un prochain trépas et suppliait sa cliente de ne plus parler de cette bagatelle qu'on appelle les honoraires; dans un petit coin de son cœur, pourtant, il faisait chaque jour des vœux pour que l'échéance ne se fît pas trop attendre. Elle arriva plutôt qu'on ne pensait.

A l'ouverture du testament, tous les parents sont réunis. Notre avare eut comme un éblouissement en entendant prononcer son nom par le notaire. La défunte lui léguait expressément l'entier contenu de la grande armoire qui se trouvait à droite, au pied du lit mortuaire. Un pli cacheté indiquait où se trouvait la clef du meuble. Malgré ses larmes de crocodile, vous devinez avec quel empressement fiévreux notre homme vit s'ouvrir la fameuse armoire. Elle contenait 1,769 fioles pharmaceutiques de grandeur et de couleurs diverses, toutes intactes, étiquetées et soigneusement alignées par rang de date. Sur un papier bien en évidence, on lisait : « Cher docteur, je vous laisse comme honoraires ces 1,769 flacons, pleins et parfaitement vierges. En remplaçant vos drogues par du vieux Bordeaux, me voilà arrivée, sans encombre, à mes quatre-vingts ans. Vous vendrez le tout un bon prix, et comme je vous sais fort économe, j'espère que vous ferez agréablement prospérer cette somme sans trop maudire la mémoire de votre vieille cliente. »

*
* *

Vers inédits d'André Gill, faits à Charenton peu de temps avant que l'original artiste devînt lui-même la proie de *vers* moins poétiques :

Lorsque le jardin vert s'alanguit et s'embrume,
A l'heure où les baisers chantent dans l'air ému,
Quand la lune se berce au fond du grand ciel nu,
L'heure où les catarrheux rentrent chauffer leur rhume ;

Quand la chair de la femme, inéluctable enclume,
Tressaillé sous l'effort de son mâle éperdu,
Quand le regard des nuits, dans l'azur épandu,
Argente les sommets de sa bleuâtre écume,

Au fond de ces bosquets où tremble une lueur,
Il court comme une voix, avec une chaleur
Qui dit : Aimez ! aux fleurs ainsi qu'aux sombres rocs,

Qui fait naître la fleur de l'amour dans tout arbre
Et qui, mettant le feu jusqu'aux veines des blocs,
Fait redresser l'orgueil de leur sexe de marbre.

Pour des vers de fous, des vers faits à Charenton, sauf la hantise sexuelle qui était un des caractères de la folie de Gill, avouez que ce n'est pas mal et que ce serait une épitaphe à mettre sur le monument qu'on lui élève.

*
* *

Un petit journal religieux publie un article sur les eaux minérales de Vichy, Saint-Galmier, etc., sous ce titre :

Eaux minérales naturelles

Puis, immédiatement, à la suite, se trouve une seconde tartine, beaucoup plus longue et plus enthousiaste sur les eaux de Lourdes et de la Salette, avec cette rubrique ronflante comme un tuyau d'orgue :

Eaux minérales surnaturelles

Croyez ça, bons lecteurs; et buvez... du vin.

*
* *

Au régiment :

Un conscrit, arrivé à la caserne depuis la veille,

est appelé pour passer la visite devant le major : « Allons! déshabillez-vous donc! s'écrie l'officier. Le jeune soldat s'écrie d'un ton pudique :

— Pardon, monsieur le major, mais j'éprouve quelque honte : je ne me suis jamais mis comme cela que devant une femme! »

*
* *

Dédié à notre ami le docteur Monin pour la 8e édition de son *Hygiène de la beauté* :

« Chapitre des cheveux blancs :
Le premier, on l'arrache et on le nie.
Le deuxième, on le dissimule et on le teint.
Le troisième, on s'en empare et on s'en vante. »

*
* *

Trouvée dans un journal de province que j'aurai la charité de ne pas nommer, cette délicieuse annonce :

ON DEMANDE

UNE NOURRICE

de préférence une femme.

*
* *

Notre confrère F..., qui ne déteste pas le calembour, envoyait dernièrement à l'Académie de médecine un mémoire sur l'alcoolisme.

Et à ce mémoire il avait donné pour épigraphe :

« Les absinthes ont toujours tort. »

*
* *

Un pharmacien a mal pesé la drogue et a empoisonné un malheureux malade.

Quand on lui annonce la fatale nouvelle, il s'arrache deux poignées de cheveux :

« Ai-je assez eu la main malheureuse, s'écrie-t-il, c'était mon meilleur client ! »

*
* *

Au bureau de l'officier d'état-civil :

— Encore vous, monsieur X...! C'est très bien, cela : un enfant tous les ans! Voilà de la paternité patriotique.

— Cette fois, monsieur l'employé, je déclare un superbe petit nègre...

— Comment! votre femme est accouchée d'un nègre?

— Nous sommes en deuil.

*
* *

Mme de X..., qui est souffrante depuis quelque temps, fait venir le docteur B...

« Ma chère cliente, lui dit celui-ci, vous ne marchez pas assez et vous vous levez trop tard. Voyons, franchement, à quelle heure vous levez-vous?

— Mais, docteur, répond Mme de X..., à onze heures, *comme tout le monde!* »

*
* *

Un journal publie la liste des maladies que les médecins de service ont dû traiter, au Palais de Justice, cette année. Nous relevons :

Quarante et un vertiges.

Trente cas d'hystérie.

Onze indigestions.

Un accouchement.

Ce qui donne une crâne idée des avocats, c'est qu'il n'y a pas une extinction de voix à déplorer!

*
* *

Le baron au docteur. — Venez donc faire un tour de bois, j'ai un cheval qui va très bien!

On part, le cheval s'emballe, la voiture culbute le baron s'en tire, mais le docteur est éclopé.

Le docteur. — Sapristi! si vous m'aviez dit que votre cheval était dangereux, je ne serais pas venu.

Le baron. — Avec lui, il arrive toujours quelque chose; c'est pour cela que j'emmène autant que possible un médecin!

*
* *

En police correctionnelle :

« Vous avez été arrêté au moment où vous décrochiez une superbe fourrure à l'étalage d'un magasin. Pareil fait s'est déjà produit plusieurs fois de suite, et vous reconnaissez être l'auteur de ces vols?

— Que voulez-vous, mon président, je suis fortement grippé depuis quelques jours et mon médecin m'a recommandé de prendre tous les matins quelque chose de chaud. »

*
* *

Pensées sauvages :

Avez-vous remarqué que les bains de boue — on les prend assis?

Singulière anomalie... Quand un homme se ramollit, son oreille devient dure.

Alcool. — L'esprit qui fait le plus d'imbéciles.

Pensée d'un éditeur affaibli :

« Singulière chose! C'est lorsqu'un livre est épuisé que l'on dit qu'il va bien! »

Tout le monde répète que la santé est le plus précieux des biens, et tout le monde se récrie quand nous la cotons vingt francs.

Ceux qui ont des éruptions de sang voudraient bien pouvoir se déboutonner.

Le cabinet du médecin est un confessionnal... dans lequel il y a un divan.

Naître ou n'être pas.
Toute la vie est là.

Le cadavre d'un malade tué par son confrère ne sent jamais mauvais.

Le chirurgien panse :
La glace réfléchit.

*
* *

Un bon paysan se présente à sa mairie pour obtenir un secours.

— Avez-vous desenfants?
— Oui, deux.
— Mineurs?
— Oh! non, ils sont encore trop jeunes!

*
* *

Entre médecins :
— Alors votre vieil avare est mort?
— Oui, mort empoisonné.
— De quel poison?
— De la mort-aux-rats!

*
* *

— J'ai remarqué, disait hier quelqu'un à Cadet,

que la plupart des pharmaciens semblent mélancoliques et sombres quand on passe devant leur boutique.

— Parbleu, répondit Cadet, c'est ce qui a donné naissance à l'expression « *avoir l'air rhubarbatif.* »

*
* *

Petite scène d'intérieur :

Une jeune fille, maigre comme un clou, montre à un monsieur un charmant bouvreuil, qui, très familier, vient manger dans sa main.

« Voyez ce petit oiseau ; je l'ai eu si jeune que, pour l'élever, j'ai été obligée de le mettre dans mon estomac.

— C'est cela ; il a été élevé dans du coton. »

*
* *

Vieille erreur :

Les trois premiers chirurgiens de Paris avaient été appelés auprès d'une femme dont le ventre, très anormalement volumineux, réclamait les soins de leur Haute Sapience. Après plusieurs heures d'inspection, de palpation, de percussion, etc., l'un des trois docteurs, très solennel, déclara : « Le diagnostic s'impose, messieurs, avec une évidence que personne ne saurait contester. » Et tous les trois, d'une seule voix : « C'est un kyste de l'ovaire. »

Bref, l'opération fut décidée, et, au jour fixé, bien moins par précaution dernière que pour affirmer une fois de plus à la famille combien l'opération était nécessaire, les trois princes de la science chirurgicale amenèrent avec eux le docteur Barth, prince de la science, lui aussi, mais dans le département de l'auscultation, Barth, la première *oreille* de son temps.

Il examina la malade à son tour.

Au bout de quelques minutes, il se releva, souriant.

« Eh bien, docteur, interrogèrent les trois premiers chirurgiens de Paris, n'êtes-vous pas, comme nous, d'avis que l'opération est imminente?

— Mais non, messieurs, mais non, répondit, toujours en souriant le docteur Barth. L'*opération* se fera bien toute seule, dans une quinzaine de jours.

— Que voulez-vous dire?

— Veuillez, s'il vous plaît, mettre votre oreille ici. Et le vieux docteur appuya son stéthoscope sur le ventre de la malade, un peu à gauche et au-dessous de l'ombilic.

— Et, continua-t-il, en souriant de plus en plus malignement, vous entendrez très distinctement battre le cœur du foetus.

— Comment! le kyste de l'ovaire...

— Est une grossesse de huit mois et demi tout simplement. »

*
* *

Le docteur X... avait fait l'autopsie d'une pauvre femme qui avait succombé à une maladie de foie. Il avait enlevé le viscère, qui atteignait un volume considérable et présentait des granulations morbides. Comme c'était un cas fort intéressant, il voulut l'examiner à son aise. Il enveloppa le foie dans un journal et l'emporta chez lui.

Un client pressé l'attendait dans son cabinet; le docteur n'eut que le temps de passer par la cuisine et d'y déposer son paquet sur une table. Puis il donna sa consultation, d'autres clients arrivèrent, et il n'y pensa plus.

Sur ces entrefaites, la cuisinière rentra.

— Tiens, se dit-elle, dès qu'elle eut déplié le paquet, Madame aura fait son marché.

Et elle se mit en devoir d'accommoder le foie à la sauce piquante.

Le docteur X... était sorti de nouveau. Il ne revint que pour dîner, très préoccupé d'une opération qu'il allait faire en ville. Tout le monde autour de lui mangeait de bon appétit, lorsque sa femme, le voyant distrait, lui dit : « Reprends donc un peu de foie, il est excellent. »

Il pâlit horriblement, s'en alla dans la cuisine :

— Nous mangeons du foie, dit-il à la bonne, où l'avez-vous acheté?

—Je ne l'ai pas acheté, répondit-elle, je l'ai trouvé sur cette table.

— Dans un journal?

— Oui, monsieur, dans un journal!

Le docteur X... a failli en devenir fou, mais sa femme et ses enfants n'ont jamais su qu'ils avaient mangé une pièce anatomique aux échalotes.

*
* *

Le docteur P... avait été demandé chez un de nos grands financiers, dont certaines affaires ont été peu profitables au public.

Après la consultation, le banquier s'entretint familièrement avec son médecin.

— Eh bien? docteur, lui demanda-t-il, perdez-vous beaucoup de malades!

— Heu! fit le médecin un peu vexé, chacun a ses *actionnaires*.

*
* *

Au conseil de révision :

Le major. — Et quel est le cas d'exemption que vous invoquez?

— Mes yeux me gênent pour voir.

*
* *

Le docteur X..., rentrant à la maison, à sa femme:

— Eh bien, ma chère, à la fin, j'ai sauvé mon malade ; et je puis vous assurer que c'était une cure joliment difficile !...

— Cela ne m'étonne pas; chacun dit que vous êtes un si bon médecin ! Ah ! si je vous avais connu, il y a seulement cinq ans ! Je suis sûre que mon premier mari, mon pauvre Thomas, vivrait encore!

*
* *

Dictionnaire de Charenton :

Avortement. — Fausse sortie.

*
* *

L'INGÉNUE

par Capelle.

Hyacinthe, jeune bergère,
Avec le séducteur Melcourt
Se laissa choir sur la fougère
Et... son tablier devint court...
Il existait dans le village
Un médecin prudent et sage,
Connu par ses nombreux exploits.
Elle fut le voir : « C'est dommage,
Lui dit le docteur, je le vois :
Mais, mon enfant, prenez courage...
— Monsieur... — La nature a ses lois;
De combien êtes-vous enceinte ?
Hélas! dit la pauvre Hyacinthe,
Je ne le suis que d'une fois. »

*
* *

VÆ SOLI

par Mac-Nab

Qu'il est doux d'être deux! de sentir dans sa main
Frissonner une main que l'amour a bénie!

Qu'il est doux d'être deux! deux hier, deux demain,
Deux toujours, au banquet d'amour et d'harmonie!
S'il est vrai qu'ici-bas on ne puisse être heureux
Sans qu'on se soit donné le plaisir d'être deux,
Il faut bien l'avouer, dans la nature entière,
L'être le plus à plaindre est le ver solitaire.

*
* *

Esclave de la tenue :

C'est le matin : La jeune mère, très excitée, entre comme une bombe dans le cabinet de son mari :

« Edouard ! Edouard ! Vite, au lieu de paperasser à ce bureau, cours chez le médecin...

Edouard, à moitié habillé :

— Pourquoi?

— Bébé a avalé le bouton double de ton faux-col !

— Mais comment veux-tu que j'aille chez le médecin, sans le bouton de mon faux-col? »

*
* *

Entre deux vieux invalides :

« J'ai remarqué quelque chose de bien curieux au siège de Stuttgard; nous avions dans nos rangs des jeunes recrues qui n'avaient jamais vu le feu; il y en a un qui, au premier coup de fusil, est tombé en *cinq* ou *six copes*.

— Moi, répartit l'autre, et ça, c'est peut-être un peu moins fort, il y a un sergent qui, en 1807, au premier coup de canon, est tombé en quatre à Leipzig.

*
* *

Un peu de statistique :

Combien la France a-t-elle la joie de posséder d'avocats?

Dix mille six cent quatre-vingt quatorze.

Admettez que chacun d'eux plaide seulement une heure pendant six mois de l'année, en ne prononçant que cinquante mots par minute, cela fait, pour les six mois ;

Cinq cent quarante mille paroles par avocat.

Cinq milliards sept cent soixante-quatorze millions sept cent soixante mille paroles pour toute la corporation.

*
* *

Un pâtissier des boulevards regarde son apprenti garnir les éclairs.

Le gamin bourre de crème les gâteaux entr'ouverts, les referme et, finalement, les lèche délicatement, afin d'enlever le surplus.

« Ah ça! lui dit son patron, est-ce que tu crois que c'est propre, ce que tu fais là?

— Mais... m'sieu..., répond le moutard interdit, ma langue n'est pas sale. »

*
* *

Le Dr Champoireau rencontre une dame de ses amies qu'il n'avait pas vue depuis longtemps et qui est accompagnée d'une nourrice portant un superbe bébé.

« C'est à vous, madame, ce bel enfant? Quel âge a-t-il?

— Quatre mois.

— C'est votre dernier? »

*
* *

C'était la veille de la première représentation de *Lions et Renards*. Pendant la répétition, Mlle P..., qui depuis... mais alors! se plaignait amèrement devant l'auteur de son obésité croissante :

« Je deviens tous les jours de plus en plus grosse, disait-elle : je crains d'atteindre les proportions d'une baleine.

— Quand vous en serez là, répartit Emile Augier, nous ne manquerons pas de gens qui pourront nous donner des renseignements sur les impressions de Jonas. »

Pensées sauvages :

« Le lièvre est quelquefois du râble, mais le bonheur ne l'est jamais ! »

Dans le salon de Mme de R..., on parle des intempéries persistantes, et des rhumes, grippes et bronchites qui en sont la conséquence.

« Oh!... toi!... petite mère, s'écrie Lili, tu n'as rien à craindre de tout cela... avec ce que tu te mets de coton sur la poitrine!... »

Nos concierges :

Un locataire tombe par la fenêtre et se brise sur

le pavé de la cour en produisant une épouvantable bouillie.

Alors, la concierge à son mari :

« Regarde-donc, Eusèbe, toi qui avais si bien nettoyé la cour, ce matin. »

⁂

Le gros Z... était entré chez un dentiste qui lui arrachait une molaire, et Z... poussait des cris de phoque :

« Je vous en prie, monsieur, lui dit l'opérateur, ne criez pas !

— Oui, je comprends, vous souffrez de me voir souffrir.

— Non, monsieur, ce que j'en dis, c'est pour les voisins.

— Ça les dérange?

— Si ce n'était que cela..., mais ça leur ôte la confiance ! »

⁂

Après avoir consciencieusement examiné la mâchoire du client, l'opérateur lui introduit dans la bouche l'instrument fatal.

Il presse. Cri horrible. Dès que le client peut parler :

— Mais vous vous êtes trompé de dent!

Le dentiste, examinant :

— C'est, ma foi, vrai. Nous allons recommencer.

Et, souriant gracieusement :

— J'espère que cette erreur ne se renouvellera pas. »

*
* *

Une dame vient de se faire arracher une dent et remet à son opérateur une pièce de 5 francs.

Celui-ci dédaigneux :

« C'est sans doute pour mon domestique, cette pièce de cent sous?

La dame sans s'émouvoir :

— Non, monsieur, c'est pour vous deux. »

*
* *

Quelques combles arrachés au célèbre album du docteur M... :

Le comble de l'outrecuidance :

Vouloir mettre en actions les eaux de l'amnios!

Le comble de l'invention :

Trouver un emménagogue qui règle les voitures.

— De l'imprudence :
S'approcher trop près d'un verre qu'on vexe.

— De la salivation :
Arriver à faire cracher des pièces de cent sous à un avare.

— Du zèle pour un mouchard :
Filer un son.

— De la vivacité pour un employé de la Compagnie du gaz :
Jeter par la fenêtre un mort qu'on est en train de veiller, sous prétexte que l'occis gêne.

— De la natation :
S'habiller en sergent de ville, afin de pouvoir traverser tout Paris en agent.

— De l'habileté :
C'est, pour un chirurgien, d'opérer une conversion.

*
* *

Rabelais, curé de Meudon
Mariant à Lucas Jacqueline Bridon
Il la prit à l'écart, et lui dit: «Jacqueline,
Ce n'est pas avec moi qu'il faut faire la fine :
As-tu ton pucelage, ou bien ne l'as-tu pas?

— Oui, monsieur, je l'avons, Dieu marci, lui dit-elle;
— Tant mieux, reprit-il, si tu l'as.
Quand on marie une pucelle
C'est aux vierges, avec raison
Qu'on doit adresser l'oraison.
Que si tu ne l'as pas, il faut changer de style;
C'est à la Madeleine à qui l'on a recours.
Autrement tu mourrais, ma fille, dans trois jours. »

— Votre sarmon est inutile
Je n'avons rien du tout à craindre sur ce point .. »

Pendant qu'on allumait les cierges,
Pour ne rien donner au hasard
Dans une rencontre pareille,
Jacqueline à son tour le tirant à l'écart,
Et lui chuchotant à l'oreille :

— Quoique j'ayons toujours conservé notre honneur,
Et que j'en soyons bien certaine,
N'importe, marmottez, lui dit-elle, monsieur,
Un tantet de la Madeleine »

BOURSAULT.

* * *

Quelques vers d'un nouveau poète médical, M. Faure : l'*Ataxie locomotrice :*

Pantins démesurés, d'étranges ataxiques
Font décrire à leurs pieds des orbes fantastiques;
Presque tous sont des fils, souvent jeunes encor,
De ce peuple infini qu'a chanté Frascator.
Froidement, lentement, dans la moelle épinière,
Traîtresse, se glissant lâchement par derrière
La sclérose envahit, du sacrum jusqu'au col,
Les faisceaux de Burdach et les cordons de Goll.
Tout à coup l'ataxique, en proie à l'épouvante,
Sent une douleur vive, aiguë et fulgurante,
Dans ses jambes un feu, passant comme un éclair,
Ainsi qu'un fer rougi venir mordre sa chair.
Parfois une souffrance, indicible, implacable,
Lui déchire les flancs, le torture et l'accable.
L'estomac révolté ne peut rien retenir;
Les reflexes s'en vont pour ne pas revenir ;
Vénus et Cupidon ne sont plus que des songes,
Et le malheureux croit marcher sur des éponges.

* * *

M. est une forte brute qui boit, mange, court les

femmes et passe le reste du temps à ne rien faire.

En rentrant chez lui au point du jour, il jette ses habits au hasard, se laisse tomber sur son lit et s'endort d'un sommeil si intense que son médecin me disait :

— Il faudrait une écaillère pour lui ouvrir les yeux ! »

*
* *

Boulevard de Ménilmontant, hier, un lycéen, accompagné de deux amis, rencontra une ouvrière jeune et jolie.

La désignant d'un geste à ses camarades, il s'écrie :

« Quelle sylphide!

Un gardien de la paix passait à ce moment ; il crut avoir été désigné et injurié par le collégien, qu'il arrêta séance tenante.

Comme on demandait au poste à cet agent ses griefs contre le jeune homme, il répondit textuellement :

— Monsieur m'a qualifié d'une maladie honteuse ! »

*
* *

Chez un pharmacien de province. Un domestique apporte une ordonnance.

« Préparez une bouteille de limonade purgative avec quarante grammes de citrate de magnésie, commande l'apothicaire à son élève.

— C'est pour M. le sous-préfet.

— Oh! alors, si c'est pour M. le sous-préfet, ajouta-t-il gracieusement, mettez-en cent grammes. »

*
* *

Peut-on mourir de rire? demande Joubert.

Philémone voyant un âne manger ses figues et boire son vin, Zeuxis regardant « la grimace d'une vieille que lui-même avait peinte » et, du temps même de Joubert, la « paumière » ou gardienne du jeu de paume d'Agen « ayant conté une chose fort inopinée, plaisante et ridicule », moururent de rire, non par métaphore, mais à la lettre.

De même la joie fait quelquefois si peur que l'on en meurt.

Denys le Tyran mourut de joie en apprenant une victoire : une mère mourut également en revoyant son fils sain et sauf après la bataille de Cannes. Joubert cite des exemples contemporains : la « jugesse » de Vic-Fesehsac mourut au premier regard jeté sur sa fille qu'elle croyait mourante et qu'elle trouva saine et gaillarde », etc.

*
* *

Notre excellent confrère, le docteur X..., se mettait en devoir d'hypnotiser un fumeur enragé pour lui suggérer de renoncer à sa funeste habitude lorsque celui-ci : « Permettez-moi, docteur, de compter ce que j'ai dans mon porte-monnaie avant que vous ne m'endormiez. »

Nez de l'hypnotiseur!

*
* *

A la source de B... (Savoie).

— Votre eau n'a guère de goût; ce n'est pourtant pas de l'eau claire?

— Oh! non, madame. A ce que disent certaines de ces dames, ce serait plutôt de l'eau... courante.

*
* *

Un individu se présente chez un marchand de journaux et demande une place de crieur :

« Et vous savez pour g...ueuler, il n'y en a pas comme moi.

— Vraiment?

— Voici mon certificat de surdité! »

* *

A Limoges, vient, dit-on, de mourir un centenaire qui n'avait perdu aucune de ses facultés intellectuelles.

Il était idiot de naissance.

* * *

Un sublime et magistral quatrain d'Hippolyte Briollet :

Chez l'animal emplumé,
Le bec sert de bouche;
Pourtant, si l'homme enrhumé
Crache, — l'oiseau mouche.

* * *

Dans l'une de ses chroniques, Sarcey parle de l'hésitation qu'il voit se produire à sa table lorsqu'on y sert des grenouilles.

Je vois toujours une des convives, car ce sont

plutôt des femmes qui ont de ces révoltes, déchiqueter le morceau avec inquiétude.

— Si c'étaient des crapauds pourtant !

— Eh bien! ce serait tant pis pour eux!

Dumas, à cette objection avait coutume de répondre :

— Dieu reconnaîtra les siens!

*
* *

On nous rapporte un bien joli mot du docteur M...

— Ah! disait-il, que d'anémies on pourrait guérir avec toutes les indigestions qui se perdent!

*
* *

Un vilain être, accusé d'avoir assommé une malheureuse femme qu'il exploitait ignoblement, reçoit dans sa prison la visite d'un avocat d'office, enroué au dernier point.

« Dites donc, monsieur, grogne le client, mais vous n'allez jamais pouvoir me défendre, avec cet organe de soufflet crevé.

— Oh! votre cas est si infect, que moins on en parlera! »

*
* *

Le docteur :

« Suivez-vous bien mes recommandations? Je vous avais ordonné de prendre quelque chose tous les matins en allant à votre bureau...

— Je le sais, docteur : aussi je prends l'omnibus. »

*
* *

A la campagne :

Etonné de voir une kyrielle de moutards — fillettes et garçons, tous se ressemblant — jouer et patauger le long du moulin, X..., qui passait par là, dit au meunier :

— Mais combien donc avez-vous d'enfants?

— Ma femme, monsieur, vient d'accoucher du onzième.

— Diable !

— Oh! vous savez, on prend ses mesures; il y en a toujours quéqu'uns qui se noient.

*
* *

Cabantous cause à table d'hôte avec des dames anglaises.

« Le duel est quelquefois nécessaire!... Ainsi, mesdames, un jour je reçus une gifle...

— Aoh! fait milady, et quoi que vous avez fait?

— J'ai montré à mon insulteur que j'étais un homme...

— Oh! murmurent les dames en baissant les yeux... Ce que vô dites est d'un inconvenant! »

*
* *

— On parlait de B... qui est affligé d'une haleine un peu forte :

— Comme il serait précieux dans la police!... Il n'y a encore que ça pour disperser un attroupement!

Une autre fois, il était question du même :

— Ses collègues, disait-on, tuent les mouches à quinze pas : lui, il les ressuscite.

*
* *

L'esprit des morts :

Marjolin, reconduisait un monsieur bien vêtu, qui venait de le consulter. Celui-ci lui glisse une pièce dans la main. Le vieux praticien a immédiatement diagnostiqué, au poids, une pièce de deux francs.

Il en témoigna rien; mais la rendant au client,

sans y jeter les yeux : « Vous vous trompez, monsieur, lui dit-il, ce n'est pas quarante francs que vous me devez, c'est seulement vingt francs ! »

*
* *

Deux diplomates en villégiature se rencontrent sur une plage mondaine. Après les compliments d'usage, ils échangent quelques intimes nouvelles.

« Et votre auguste souverain, comment est-il de santé, maintenant ?

— Assez bien, sauf l'infirmité locale que vous savez... Les médecins sont toujours après lui, avec leurs sondes, leurs bougies...

— Des bougies ! Ces savants prennent donc toujours les vessies pour des lanternes !

*
* *

L'autre soir, au cercle, le banquier perdait beaucoup. Une ponte qui venait de passer quatre fois prend les cartes pour le cinquième coup, et tombe sur le tapis, foudroyé par une attaque d'apoplexie.

Le banquier (très tranquillement). — Allons bon ! encore un abatage !

*
* *

On demandait à Milton pourquoi, dans certains pays, un roi peut être couronné à quatorze ans, tandis qu'il ne peut se marier qu'à dix-huit.

— C'est, répondit le poète, qu'il est moins facile de gouverner une femme qu'un royaume.

*
* *

Grande discussion entre deux gynécologistes éminents L... et P... A un moment, ce dernier braque obstinément sur son adversaire un lorgnon vengeur.

— Qu'avez-vous, monsieur, à me regarder avec votre monocle?...

— Ça, un monocle, répond P..., ça, un monocle? Ce n'est pas un monocle, monsieur. C'est un spéculum!

Tableau!

*
* *

Mme X..., retour des eaux, reçoit la visite de son médecin :

« Eh bien! docteur, vous m'aviez indiqué un traitement... je reviens complètement guérie.

— Ah! c'est parfait.

— Mais, vous savez? le traitement, je ne l'ai pas suivi.

— J'y comptais bien.

*
* *

Grassot, de désopilante mémoire, avait des mots à lui, qu'il disait avec une bonhomie qui en doublait l'originalité.

Un certain jour, il tombe malade et reste assez longtemps alité. La femme de son camarade Leménil, une dame artiste fort distinguée, va le voir, le trouve très changé, mais voulant lui dissimuler son impression, lui dit en souriant :

— Eh bien, mon bon Auguste, vous voilà maintenant tout vaillant! Vous avez bien repris...

— Oh! ma chère amie, peux-tu dire ça?... reprend Grassot d'un air minable; j'ai maigri au point que mes vêtements flottent sur moi...

— Mais non, mais non! mon petit Auguste, je vous assure...

— Voyons, ma fille, j'vas te l'prouver, na? J'ai tellement maigri que mes deux fesses tiendraient dans une cuiller à café!

*
* *

Un mot d'enfant :

— Maman, qu'est-ce que c'est que la Sainte-Vierge?

— La mère de Jésus-Christ.

— Et le papa de Jésus?

— C'est le bon Dieu.

— C'est donc le mari de la Sainte-Vierge?

— Non, son mari, c'est Joseph.

L'enfant ébahi réfléchit :

— Alors, être une vierge, c'est donc avoir deux maris.

*
* *

X... est au dernier période de la phtisie. Il fait venir un docteur fameux et lui demande de le guérir, maintenant que la science a découvert le bacille de cette affection tuberculeuse.

— Nous connaissons le bacille, c'est vrai, lui répond le docteur ; mais nous n'avons pas encore trouvé le moyen de le détruire.

— Ce sera long?

— Vingt ans peut-ètre.

Le malade d'un ton calme :

— C'est bien, j'attendrai. »

*
* *

Tous les confrères savent combien il est difficile de décider un enfant malade à montrer sa langue. Cette inspection, fort heureusement, va passer de mode et devenir inutile, si nous en croyons le *Texas Medical Journal*, qui dit : « Voulez-vous apprécier « l'état de santé d'un enfant? Palpez les fesses! si « elles sont fermes et élastiques, l'enfant est fort et « se porte bien : si elles sont molles, donnant la sen- « sation que peut donner un navet bouilli renfermé « dans un sac, l'enfant dépérit et a besoin de soins. »

C'est ce qu'on peut appeler un *right about face.*

*
* *

Petit glossaire médical et philosophique :

Homœopathie. — Le programme de Gribouille élevé à la hauteur d'un système. (Louis Reybaud.)

Femme. — La femme est une division, dans laquelle une addition suivie d'une soustraction produit une multiplication.

Jumeaux. — Pluriel d'enfant.

Duel. — Apéritif.

Maternité (Hospice de la). — Hôtel des Ventres.

Glycosurie. — Diabète... à bon Dieu.

Animaux domestiques. — Ceux qui se font servir par nous.

Clitoris. — Pédale de l'amour.

Religion. — La médecine de l'âme.

Médecine. — La religion du corps.

Vagin. — Fourreau qui use souvent sa lame.

Anémiques. — Individus qui n'ont pas un tempérament de fer : c'est pour cela qu'on leur en donne.

Corset. — Écrin ou écrou.

Chiromancie. — Jeu de paume.

Homme. — Terme générique qui embrasse la femme.

Cercueil. — Couvre-feu.

⁂

Mme G..., atteinte d'un tympanisme chronique et invétéré, se plaint à notre confrère M... d'en être restée toujours au même état, quoiqu'elle ait consulté tous les princes de la médecine :

— Avez-vous, lui répond ce dernier, essayé de Péter?

*
* *

Il y aurait peut-être avantage, à une époque où la chimie en est encore dans la situation des langues agglutinantes, à réadopter la fameuse nomenclature de Piorry.

A une cliente, atteinte d'une angine quelconque, le médecin dirait :

— Vous avez, madame, une *angiolen-cemphraxie* que nous appelons une *pyoidangiairrhée* ou *angiairrhée pyoidique*, et nous allons vous guérir avec l'*anhydre orthosulphamidbenzolique.*

Avant la fin de ce mot, la malade sera guérie extemporanément par l'ouverture spontanée de l'abcès, sous l'effort d'un fol éclat de rire.

Il y a quelque chose comme cela dans l'un des contes de Bonaventure des Périers.

*
* *

Un de nos confrères engageait le Dr *** à se présenter à l'Académie de médecine. Ce dernier fit cette jolie réponse :

— On demanderait peut-être : « Pourquoi en est

il? » J'aime mieux qu'on demande : « Pourquoi n'en est-il pas? ».

*
* *

Quatrain, par Briollet :

Nos femmes, roses en fleurs,
Malgré bains et douches,
Ont beaucoup moins de couleur;
Après plusieurs couches

*
* *

Un joli mot de Mlle Lili, à propos de boucles d'oreilles. Cette intéressante personne est conduite par sa mère chez un bijoutier où on doit lui percer les oreilles, et, dame! elle redoute un peu l'opération, qui fait perler à l'avance deux grosses larmes au coin de ses yeux.

— Allons, sois sage, lui dit sa mère, puisque c'est le bon Dieu qui veut qu'on mette des boucles d'oreilles aux petites filles.

Lili réfléchit un peu, et avec un geste de doute :

— Si le bon Dieu avait voulu qu'on y mette quelque chose, il aurait fait le trou lui-mme!

*
* *

Un amusant extrait de la correspondance de Grimm :

Feu madame la marquise de Vayer assistait à une leçon d'anatomie dans laquelle on expliquait le peu que nous savons du mécanisme mystérieux de la reproduction. Le démonstrateur ayant suivi le cours du chyle dans tous les viscères qu'il parcourt avant d'arriver à son dernier terme, Mme de Vayer dit avec une surprise dont la naïveté pourra paraître assez originale : « Cela passe donc aussi par le cœur? Ah! j'en suis bien aise! »

*
* *

Sur le bonheur et le plaisir, voici de deux profonds observateurs, d'un égoïste très entendu et d'une femme d'esprit, un choix d'aphorismes à retenir :

Henri Conscience : L'incertitude du bonheur est plus cruelle que l'incertitude du malheur.

Montesquieu : Si l'on voulait n'être qu'heureux, cela serait bientôt fait; mais on veut être plus heureux que les autres, et cela est presque toujours difficile, parce que nous croyons les autres plus heureux qu'ils ne sont.

Fontenelle : En fait de bonheur, c'est souvent l'exception qui flatte.

Mme du Deffant : On a bien de la peine à avoir du plaisir.

⁂

La mode est-elle encore aux fables-express?

Une dame en wagon attrape une colique,
A côté d'elle était un gibus magnifique .
Le voyageur dormait... le reste va de soi.

Morale

Nécessité n'a pas de loi.

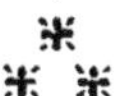

Aux examens de l'Hôtel de ville :

L'examinateur à une jeune fille :

— Quel est le nom de l'homme célèbre qui a prononcé ces paroles : « Et pourtant j'avais quelque chose là ! »

La candidate cherche et ne répond pas.

— Voyons, dit paternellement l'examinateur, ne vous troublez pas; le nom commence par un A.

— Abeilard! s'écrie victorieusement la jeune fille.

*
* *

Le gros Machin, un noceur doué d'un estomac d'autruche et d'un appétit de brochet, commence à éprouver des symptômes généraux de consomption.

— Je suis légèrement fatigué, disait-il hier; j'ai déjà les indigestions difficiles.

*
* *

M. Prudhomme et son fils visitent l'exposition des cidres et poirés.

— Papa, qu'est-ce que c'est que le cidre?

— Le cidre, fait M. Prud'homme, c'est le Serrement du Jus de Pommes!

*
* *

Il y a quelque part, dans Paris, un pauvre diable de confrère sans clientèle, qui passe sa vie à attendre inutilement la pratique. L'autre jour, cependant, quelqu'un sonne à sa porte, et comme il n'a même pas de bonne, c'est sa petite fille qui va ouvrir.

— Vite, fait le monsieur, il faut que le docteur vienne voir ma femme, avenue Trudaine, 148. C'est très pressé.

— Oh! soyez tranquille, réplique la fillette terrible, papa va y aller tout de suite. Il n'a rien à fiche.

*
* *

A défaut du bonheur, la résignation est la suprême sagesse, et il y a un bien joli mot de Sydney Smith à ce sujet :

— J'ai la goutte, écrivait-il à un ami, un asthme et sept autres maladies, mais autrement, je me porte très bien.

Un savant avait subitement perdu la vue, à la suite d'excès du travail : « Eh bien! fit-il, héroïquement, je n'avais pas encore eu le temps de goûter la douceur des souvenirs; je les pourrai savourer maintenant. »

Un proverbe anglais dit, à propos des récriminations qui empoisonnent l'existence : « Chaque fois que le mouton bêle, il perd une bouchée; chaque fois que l'homme se plaint, il perd une occasion d'être heureux. »

⁂

Dernièrement, le docteur B..., médecin d'un théâtre subventionné, est chargé d'aller constater une indisposition grave d'une artiste qui avait plus de protecteurs et de protection que de talent.

Il la trouva chez elle, toute emmitouflée, et d'un ton sentimental :

— Docteur, dit-elle, je suis bien malade, je viens d'avoir la douleur de perdre ma pauvre mère, et ce coup cruel...

L'imprudente oubliait que six mois avant, elle avait déjà usé du même prétexte en des circonstances semblables.

— Pardon, mais il me semble que vous avez déjà eu souvent le malheur de perdre cette vénérable mère.

— Non, docteur, pas souvent, fit-elle, emportée par la situation, ce n'est que la seconde fois.

Pendant les fiançailles :

On choisit les meubles : la psyché, des plus coquettes, et très fine a été fort admirée. On arrive devant un lit :

— Oh! déclare ingénuement la jeune femme, je voudrais quelque chose d'élégant et de solide.

Sourire discret du fiancé :

— Parce que, ajouta-t-elle bien vite en rougissant, j'ai le sommeil très lourd.

*
* *

Business is business.

Un gentleman, à la suite d'une annonce qu'il avait fait paraître dans les journaux pour demander un cocher, reçoit un candidat à l'emploi qui, comme références, indique son dernier maître, un médecin londonien bien connu.

Notre gentleman se rend chez le docteur pour lui demander des renseignements. Celui-ci, sans même se donner la peine ne répondre, prend une feuille de papier sur son bureau et écrit rapidement : « Je certifie que le sieur X... que j'ai employé pendant deux ans, est un excellent domestique et de confiance. » Le gentleman se retirait en remerciant, lorsque le praticien lui dit :

— Mais, cher monsieur, vous oubliez que le prix

de mes consultations est de deux livres sterling.

Il fallut s'exécuter.

*
* *

Absolument historique :

Au conseil de révision, dans une commune du département d'Eure-et-Loir, le major dit à un conscrit le traditionnel : « Toussez. »

Le conscrit, ému, entend... un autre mot, et immédiatement il agit... comme autrefois « le peuple saint en foule, inondant les portiques » dans le récit de Joas, au premier acte d'*Athalie*.

*
* *

Dans un petit chalet à quinze centimes.

La préposée, à un client sérieux :

— Tenez, monsieur, voici vos étrennes.

Le client sérieux ouvre la petite boîte et trouve... des biscuits purgatifs!

*
* *

On causait chez Mme X..., et naturellement dans es termes très vagues, vu la présence de mademoi selle Nini, d'un viol commis la veille sur une petite fille, dans des circonstances abominables.

— Mais qu'est-ce donc, maman, demanda Nini, que de faire subir à quelqu'un les derniers outrages?

— C'est, répondit la mère, légèrement interloquée et pour dire quelque chose, c'est... cracher à la figure d'une personne!

Nini resta rêveuse. Le soir, au salon, la conversation roula sur le même sujet. C'était le bruit du jour.

— Oh! moi, dit Nini négligeamment, je ne sais pas pourquoi on fait tant d'histoires pour si peu de chose... si ça avait été moi, c'est bien simple, j'aurais pris une serviette et je me serais essuyée!

*
* *

Ceci se passe en Allemagne.

Un chirurgien fut consulté par une mère au sujet de son fils, celui-ci avait un petit défaut de conformation que lui avait découvert sa fiancée. C'était un phimosis congénital! La circoncision fut décidée et l'exemple des Juifs fut cité comme preuve de la bénignité de l'opération. Mais, pas de Juifs dans le voisinage; c'est pourquoi l'homme de la science expliqua à la mère du jeune homme le *modus faciendi* ne s'aidant d'un dessin et d'une légende explicative

Tout à coup la future épouse qui avait tout vu et tout entendu, sans que personne ne s'en doutât, se précipita comme une furie sur le malheureux chirurgien : « Non, monsieur, vociféra-t-elle; vous ne lui couperez rien du tout. » Le médecin se rappelant qu'une fuite honorable est quelquefois le comble du courage, battit en retraite précipitamment.

Les chirurgiens rendent de grands services à l'humanité, mais on doit reconnaître qu'ils ne les rendent pas *gratis pro Deo*.

L'un d'eux, qui réclame dix mille francs au comte de la H..., vient de recevoir un billet conçu en ces termes :

« Mon cher docteur,

« Vous avez fort adroitement réduit ma fracture, je le proclame publiquement.

« Ne pourriez-vous donc pas aussi réduire un peu ma facture? »

Notre confrère, qui est un homme spirituel, a fait immédiatement un rabais de cinquante pour cent.

*
* *

Reconnaissance.

Un ivrogne tombe dans la rue, foudroyé par une congestion cérébrale. Un médecin passe et, jugeant une saignée nécessaire, il fend avec un bistouri la manche du malade.

L'ivrogne est sauvé. En revenant à lui, il aperçoit le trou fait à sa manche et, montrant le poing au médecin :

— C'est toi, lui dit-il, carabin de malheur, qui m'a détérioré ma pelure?...

*
* *

Cri tragique d'un bandagiste dont la fille a mal tourné :

— Malheureuse!... j't'hernie.

*
* *

Pacala va consulter son dentiste :

« Alors vous avez des rages de dents? lui demande l'homme de l'art.

— Des rages épouvantables!...

— Ça vous prend souvent?

— Toutes les cinq minutes.

— Et cela dure?...

— Hé!... Un quart d'heure, au moins!

*
* *

« Je lui dirai ses vérités.

— C'est imprudent!

— Je l'appellerai coquin!

— Il vous en cuira.

— Croyez-vous?

— J'en suis sûr. C'est un homme qui n'entend rien à la plaisanterie.

— Lui!... Vous croyez?

— Parfaitement. Il est sourd! »

*
* *

Confidences féminines:

— Eh ben, et ton mari?

— Toujours le même, ne bougeant pas de son fauteuil, apportant à tout ce qu'il fait une lenteur... Je crois qu'il fume trop, c'est le tabac qui l'alourdit.

— Probable... surtout s'il fume du Mary...land.

⁂

Le docteur X..., qui a écrit plusieurs ouvrages scientifiques et qui sera membre de l'Académie de médecine en 1899, est un des bavards les plus monotones et les plus acharnés du monde parisien.

On affirme que, au bord de la mer, il fait bâiller les huîtres.

— Quand il sort d'un salon, a dit Mme de P..., c'est comme s'il y entrait un homme d'esprit.

⁂

Le docteur F... n'a pas de chance avec ses malades. Mais il s'en console avec une joviale résignation.

— Que voulez-vous? disait-il hier à un confrère. Chaque fois que j'ai le malheur de perdre un client, je retourne ainsi, comme c'est mon droit, le mot d'Ambroise Paré : Je l'ai soigné, Dieu l'a tué.

⁂

Voici comment le docteur V... expédie les clients qui ne payent pas.

— Cher docteur, disait dernièrement un de ces raseurs, figurez-vous que j'ai des boutons sur tout le corps...

— Moi aussi; j'en ai même à ma culotte!

*
**

A propos d'accouchements, on m'en a raconté une bien bonne.

Le fils du docteur R... vient au monde avec les corps caverneux turgescents.

— Cela n'a rien d'étonnant, remarque un galant accoucheur des hôpitaux, sa mère est si belle!

*
**

Le dernier quatrain :

Dieu faisant, suivant sa coutume,
A chaque chose sa leçon,
A dit à la rose : Parfume!
A dit au haricot : Sois son!

*
**

Légère infusion de pensées sauvages :

Les nombres les plus propres à la multiplication doivent être les nombres pairs.

La mort est une benzine qui vous détache pour toujours des choses de ce monde.

Pour faire trembler les coupables :

L'adultère est un crime si épouvantable qu'il faut se mettre à deux pour le commettre.

On dit qu'une mère doit toujours être attachée à son enfant. Alors pourquoi couper le cordon ombilical?

On dit que les avares ne font pas aller le commerce; cependant hier, un bandagiste m'a dit qu'il ne vivait que de la varice.

— A quel moment un voyageur a-t-il la bouche propre?

— C'est quand il arrive de « Reims et Sédan ».

Le sucre est tellement écrasé d'impôts que je m'étonne de le voir autrement qu'en poudre.

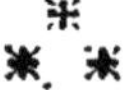

Au café :

— Qu'est-ce que monsieur prend?

— Je prends froid, mon ami, fermez donc la fenêtre.

*
* *

A la campagne :

Passe une jolie paysanne un peu... obèse.

Le docteur Guibollard, avec intérêt :

— Encore une victime du scrutin... d'arrondissement.

*
* *

POUR CONTER AUX ACCOUCHÉES

LA COUCHE

Belle Philis, couchez-vous à mon gré,
Je ne suis pas pour rien prêtresse de Lucine,
Et de vos maux, je vous délivrerai.
— Ouf! Oh ! quelle douleur ! Cet enfant m'assasine,
Plût au ciel qu'il sortît ainsi qu'il est entré !
Vous attendez un garçon?— Ventabille,
Vous l'avez dit, et je crois qu'il sera,
Anisi que mon époux, l'homme de la famille.
Allons, madame, allons ! — L'enfant vient, le voilà,

— Eh! bien madame ? — Hélas ! — Quoi donc ? — C'est une fille!
Je n'en veux point, remettez-la.

LA BONNE MÉNAGÈRE

Marthe, en travail d'enfant, promettait à la Vierge
A tous les saints du paradis,
De n'approcher jamais de ces hommes maudits!
Michelle, cependant, lui tenait un saint cierge
D'une grande vertu pour les accouchements.
Elle accouche, et sitôt qu'elle a repris ses sens :
« Eh ! mon Dieu, ma pauvre Michelle,
Dit-elle d'une faible voix,
Eteignez la sainte chandelle;
Ce sera pour une autre fois. »

Lu sur l'album de la femme d'un médecin :

« C'est très bizarre! Les clients de mon mari sont presque tous malades la nuit, et les six premiers mois de notre mariage ils se portaient comme le Pont-Neuf. »

⁂

Propos d'alcôve.

Entre deux bâillements.

Elle. — C'est gentil à vous d'être venu ce soir. Je vous croyais absent de Paris, et justement je parlais de vous avec Alice au moment où vous êtes entré.

Lui, sentencieusement. — Quand on parle du loup, on en voit la queue...

⁂

Dans un salon. On parle du petit vicomte, un noceur infatigable qui jette l'argent par les fenêtres.

La baronne intriguée s'écrie :

« En voilà un qui aura vite croqué l'argent de papa!...

Puis, la langue lui fourchant :

— C'est une véritable chaise percée... »

⁂

Un académicien de la rue des Saints-Pères disait, l'autre soir, au docteur Garrulus :

— Je voudrais faire un ouvrage, où personne n'eût travaillé et ne travaillât jamais :

— Vous n'avez, répondit-il, qu'à faire votre éloge.

*
* *

Justice de paix.

Une « honorable » concierge, injuriée jusqu'au sang — du moins, c'est elle qui le dit — par un de ses locataires, a traîné l'audacieux devant la magistrature de son quartier.

Ladite magistrature, représentée par un gros monsieur à redingote et à lunettes, interroge la plaignante...

« Alors, madame, vous prétendezque monsieur a employé, à votre égard, des expressions vexatoires...

Et la pipelette, rouge de colère au souvenir de l'outrage reçu, de s'écrier aussitôt :

— Oui, mon juge, ce monstre d'homme m'a appelée : Vieux cautère...

A quoi, après un silence rempli de dignité, elle ajouta triomphalement :

— Je pense qu'en voilà une, d'expression *vésicaoire.* »

*
* *

A la suite de revers dont il est inutile de préciser la nature, un amateur du beau sexe, quoique fort avare, est sur le point de subir une opération chirurgicale.

Le prix qui lui est demandé pour cette opération lui paraît si exorbitant, qu'il demande qu'il soit réduit de moitié; il insiste même sur ce point avec une telle insistance que le chirurgien ne peut s'empêcher de s'écrier :

« Mais, mon cher monsieur, offrez vos conditions à un autre de mes confrères... Peut-être consentira-t-il à couper la... poire en deux. »

*
* *

Piron, aveugle sur ses vieux jours, se promenait aux Tuileries, accompagné de sa nièce, son guide. A peine y avait-il fait quelques pas que tous les yeux se fixèrent sur lui : chacun riait et sa pauvre nièce ne comprenait rien à cela; mais elle s'aperçut bientôt d'un certain désordre dans la toilette de son cher oncle; elle lui dit alors :

« Mon oncle, tout le monde vous regarde..., cachez votre histoire...

— Ah! mon enfant, répondit-il, il y a longtemps que cette histoire-là n'est plus qu'une fable. »

*
* *

M. et Mme Prudhomme se promènent avec leur rejeton :

« Papa, demande le petit, comment Jonas pouvait-il vivre dans le ventre de la baleine?

— Mon fils, fait l'immortel Joseph, ta mère t'expliquera plus tard comment tu vivais avant d'avoir vu le jour. »

*
* *

Malgré ses insistances et ses cadeaux réitérés, le gros banquier X... n'a pu encore parvenir à forcer la porte du joli petit boudoir de la belle Zélia, une demi-mondaine fort cotée dans le monde de la haute noce.

L'objet de son désir a toujours reculé le moment psychologique sous des prétextes plus ou moins plausibles.

« Voyons, disait hier l'amoureux dont l'ardeur

ne fait que s'accroître, voyons, vous disiez il y a huit jours que vous étiez indisposée, mais aujourd'hui...

— Aujourd'hui, répond la belle enfant, aujourd'hui c'est différent... J'ai mes exceptions!

*
**

Horrible, cette coquille pigée dans les annonces d'un grand confrère :

Mme X...
Sage-femme déplumée

Celui qui a lâché celle-là n'aurait pas volé un diplôme.

*
**

Un condamné allait mourir. Le directeur de la prison lui demanda, selon l'usage, s'il ne voulait rien prendre.

— Ma foi, dit le condamné, je désirerais bien un plat de moules.

Très étonné, le directeur lui demanda l'explication de cette fantaisie bizarre.

— Je vais vous dire, répondit-il, j'adore les moules, mais elles me causent régulièrement une indigestion terrible. Aujourd'hui, vous comprenez que je m'en moque.

*
* *

Un ténor d'opérette bouffe vantait ses qualités de chanteur et ses charmes corporels :

« La nature m'a absolument gâté, disait-il. J'ai un physique agréable, une tournure épatante. Quant à mes cordes vocales...

— Elles sont solides?

— Au point qu'un jour d'insuccès, j'eus l'idée de me pendre avec! »

*
* *

Un avocat normand, plaidant une mauvaise cause, avait adopté une forme oratoire déplaisante.

« *Sait-on*, s'écriait-il, où l'accusé a passé la soirée du 14 avril? *sait-on* le costume qu'il portait dans cette fatale soirée? *sait-on* où il s'est procuré le couteau dont on l'accuse d'avoir fait usage? *sait-on?...*

MAÎTRE UN TEL, *interrompt le président.* — Est-ce que vous n'aurez pas bientôt fini de nous poser des sétons? »

*
* *

Toto rapporte de l'école un cahier taché d'un large pâté d'encre.

« Mais, lui dit son père, qu'est-ce que c'est que cela ?

— Ça, papa, je vais te dire : tu sais que j'ai un nègre à côté de moi, à l'école... Eh bien, il a saigné du nez. »

*
* *

Au Trocadéro, grande réunion de la Ligue pour la revendication des droits de la femme.

Une « oratrice » s'exprime ainsi :

« Vous savez tous qu'entre l'homme et la femme, il n'y a qu'une petite différence.

Alors un loustic interrompant :

— Vive la petite différence ! »

*
* *

Un lecteur m'envoie l'amusante annonce ci-dessous, découpée dans un important journal régional du Midi :

« Mal secret, dartres, hernies, yeux, oreilles. X..., médecin à Marseille. Conseil gratuit par lettre, 3 francs. »

Un conseil « gratuit » qui coûte trois francs !

Il est vrai qu'il vient de Marseille !

Mais tout de même, zuze un peu, mon bon, s'il n'était pas gratuit.

*
* *

Avant-hier, des agents amenaient à l'infirmerie du Dépôt un homme d'une quarantaine d'années, convenablement vêtu, qui avait, disait-on, donné des signes de folie sur l'impériale d'un omnibus.

Examen fait, dès le lendemain, par les médecins aliénistes, l'homme fut renvoyé : il n'était pas fou; il avait été tout simplement victime d'une abominable plaisanterie.

Voici ce qui s'était passé :

Au moment où l'homme en question était monté sur l'impériale de l'omnibus Madeleine-Bastille, un jeune homme s'était approché du conducteur et lui avait dit, en le prenant à part :

« Vous voyez bien ce vieux monsieur à la physionomie triste? Je vous serai bien reconnaissant de veiller sur lui; c'est mon oncle, et il est fou; surtout ne le contrariez pas ! Voici le prix de sa place. C'est à la porte Saint-Martin qu'il descend. Vous le préviendrez, n'est-ce pas ? Il y a dix sous pour vous. »

Le conducteur, bon enfant, avait acquiescé, et on s'était mis en route.

Un instant après, le conducteur passait en criant le traditionnel : « Places, s'il vous plaît. » Le monsieur tendit ses trois sous comme tout le monde ; mais le conducteur refusa, d'un air entendu. Le voyageur insista vivement ; le conducteur ne s'en émut pas.

C'est bien, mon brave homme, c'est bien, ne vous échauffez pas !

Quand on arriva à la Porte-Saint-Martin, ce fut bien autre chose : le conducteur voulut absolument faire descendre le voyageur confié à ses soins.

— Mais, disait l'autre, obstinément fixé à la banquette, je demeure à la Bastille.

Si bien que le débat se prolongeant et les autres voyageurs s'impatientant, le conducteur finit par en appeler au contrôleur du bureau, qui recourut aux gardiens de la paix.

*
* *

Le jeune X... qui est très riche, mène une vie désordonnée qui compromet gravement sa santé.

Le docteur S... dit qu'il meurt de ses rentes !

*
* *

Dernièrement, je rencontrai un de mes collègues qui revenait avec tout un arsenal de sondes, et un air désespéré; il venait de faire de longues et infructueuses tentatives de cathétérisme chez un rétréci.

« As-tu réussi? lui dis-je.

— Pas moyen, mon bonhomme; il est comme les décrets de la Providence.

— ???...

— Oui, il est insondable. »

*
* *

Un ami de X..., rentier, d'une cinquantaine d'années, veuf, père de trois filles, fait annoncer dans un journal qu'un riche quinquagénaire désire se remarier et donne son adresse poste restante.

Le lendemain, il passe à la poste et trouve trois lettres... venant de ses trois filles.

*
* *

Deux magistrats de province assistaient à la séance du Sénat et bâillaient à se décrocher la mâchoire.

— On ne m'y reprendra pas, gémit l'un d'eux. Tous ces orateurs distillent l'ennui...

— C'est leur fonction propre, mon collègue, vous ignorez donc la devise de la chambre haute :

Opium cum dignitate.

*
* *

Une page de combles arrachée au célèbre album du docteur M... :

Le comble de l'honnêteté commerciale :

Rembourser un eunuque.

Le comble de l'invention :

Prendre un brevet pour une pierre à aiguiser l'appétit.

Le comble de l'innovation thérapeutique :

Trouver un emménagogue qui règle les voitures de place.

Le comble de la susceptibilité :

Ne point pouvoir passer devant le ministère de la marine sans avoir aussitôt le mal de mer.

Le comble, pour un oculiste, de l'étonnement :

Voir un myope et un presbyte échanger leurs vues.

Le comble de l'étonnement, pour un ingénieur:

Voir un pont sans culées.

Le comble de la prétention :

Forcer un aveugle à payer des effets de vue.

Le comble de la satisfaction pour un gendarme :

C'est d'avoir les pieds si froids qu'il ne les sent plus.

Le comble de l'hygiène :

C'est d'exiger de son concierge qu'il soit muni du cordon sanitaire.

***

Volonté dernière :

Un dévoyé, un bohème tué par la noce bête, est venu mourir chez sa mère. La pauvre bonne femme veille le moribond. Elle l'entend murmurer un commencement de mot, avec effort : « Abs... abs... ».

Dans sa douleur, elle a un instant de demi-consolation. Son fils aura donc une fin chrétienne! C'est l'absolution, évidemment, qu'il demande. Le prêtre arrive. Mais le mourant semble se défendre, tou en continuant à bégayer ce mystérieux « abs... abs... » Enfin, il rassemble ses suprêmes forces, et tandis que l'ecclésiastique s'apprête à l'administrer, il crie distinctement enfin... « Abs... absinthe ! »

*
* *

Dans un procès en cour d'assises, figure, parm les témoins, une dame dont les allures ne laissent aucun doute sur la profession habituelle.

Quand vient le moment où ce témoin doit faire sa déposition, le président lui pose les questions ordinaires et lui demande, notamment, ce qu'elle fait.

La dame faisant la mijaurée, répond en rougissant :

— Sans profession, rentière.

Alors le président, esquissant un sourire, se met à dire à l'oreille d'un de ses assesseurs :

— Ce doit être un témoin à décharge.

*
* *

X... est mourant depuis plusieurs années, et n'en a pas moins la manie de demander à chacun quelle mine il lui trouve.

S..., à qui il vient de dire : « Comment suis-je aujourd'hui? lui dit :

— Très bien : Tu es d'un bien plus beau vert! »

*
* *

Pensées sauvages :

C'est lorsqu'une femme est enceinte qu'elle peut dire que son mari lui en fait porter.

Une armée est perdue quand la panique est « générale ».

Le médecin est l'homme le plus accommodant de la terre; car ses concessions sont perpétuelles.

Le gouvernement de la République montre tous les jours son manque de logique : il donne à la fois des primes aux rosières et aux étalons.

C'est lorsqu'on a quelqu'un dans le nez que, chose bizarre, on ne peut le sentir.

Il en est des chagrins comme des testaments : le dernier annule tous les autres.

Tout est petit chez l'homme, hormis la faculté de souffrir.

J'ai toujours ri comme une baleine chaque fois que j'ai entendu un bossu dire qu'on lui faisait des passe-droits.

Avis aux dentistes :

On offre une récompense honnête à celui qui trouvera une eau dentifrice pour les bouches… d'égoût…

*
* *

Suite du petit glossaire médico-philosophique :

Accoucheur : Médecin qui trouve son intérêt dans les situations intéresssantes.

Irrigateur : L'antipode du rince-bouche.

Faiblesse : Force de la femme.

Force : Faiblesse de l'homme.

Jeune fille : Une cerise qui rougit avant d'être mûre.

Salomon : Jurisconsulte célèbre pour sa façon de trancher les questions délicates.

La Salpêtrière ; Le parc aux nerfs.

Tortue : Un animal qui va toujours ventre à terre.

Avare : Un homme qui se fait pauvre par peur de la misère.

Embaumement : L'art d'accommoder les restes.

Crétin : Un imbécile qui en est venu à ses fins.

Consulter : Façon respectueuse de demander à quelqu'un d'être de votre avis.

Perruque : Poil mobile.

Eunuque : Gardien du sérail qui ne peut être pris à partie.

Virginité : Mythe qu'on ne peut prendre avec la main.

Nouveau-né : Ingrat dès sa venue au monde.

Diabétique ; Un raffiné de la maladie.

Garde-malade : Une mère veilleuse.

Rhume : Tempête sous-narine.

Mariage : Un poison dont la dot est l'antidote.

Clarinettiste : Avale-anche.

Orthopédiste : Redresseur de tors.

*
* *

Notre ami Villiers de l'Isle Adam est mort, après avoir créé ce type aussi inénarrable que Joseph Prudhomme, le docteur Tribulat Bonhomet.

Bonhomet, c'est une espèce de Satan bourgeois, l'implacable ennemi de l'idéal, un Prudhomme savant et féroce.

Le type était présenté avec une étrange gaieté, à la pince-sans-rire.

Bonhomet ne s'étonne de rien.

C'est lui, qui, conservant encore après sa mort toute sa causticité, et comparaissant devant Dieu, qu'il trouve « un vieillard du plus respectable aspect », engage avec lui ce dialogue fantastique :

Bonhomet entre au paradis, le chapeau sur la tête.

« Eh là-bas, vous ne pourriez pas saluer, demande le bon Dieu vertement.

— Mais pardon, qui êtes-vous?

— Je suis Dieu!

— Dieu!

— Oui, on a dû vous parler de moi sur la terre.

— C'est bien possible, répond Bonhomet, mais vous m'excuserez, je n'ai pas la mémoire des noms. Est-ce à Dieu lui-même ou à Boïeldieu que j'ai l'honneur de parler?

— Quand poserez-vous le masque?

— Mais... après vous, Seigneur, continua Bonhomet, avec son parfait sourire d'homme du monde.

— Toujours farceur! dit Dieu attristé. »

Mais il fallait l'entendre mimer lui-même, en la récitant, cette extravagante conversation.

C'est Bonhomet qui, déjà, se sentant mourir, avait recommandé de glisser une vieille bouteille de cognac dans son cercueil.

— Pourquoi? avait demandé sa gouvernante.

— Pour tuer le ver! avait articulé caverneusement Bonhomet.

C'est encore lui qui égorgeait des cygnes pour les entendre pousser leur chant d'agonie, bien qu'il se trouvât entaché d'une sublimité un peu démodée.

C'est lui qui, soignant les gens par la méthode impressionniste, imaginait, pour faire passer son lait à une nourrice, de lui causer simplement une terrible frayeur.

Entre chasseurs :

On parle de l'odorat des chiens.

— J'en ai un, dit A..., qui vaut tous les vôtres.

— Il est bien remarquable, alors?

— S'il l'est! Avant-hier, je quitte la maison; il rompt sa chaine et retrouve ma trace au bout de deux heures! que pensez-vous de cela?

— Je crois que vous devriez prendre un bain.

⁂

Souvenir d'Orient :

Un diplomate de nos amis, qui a longtemps habité Constantinople, causait un jour avec un eunuque qui vantait les charmes de la profession.

— Et monsieur votre père était de la partie? lui demande notre ami.

Parfaitement... nous sommes eunuques de père en fils !

⁂

Les gaietés de l'enseigne :

On lit, sur les fenêtres d'un premier étage, dans le haut du faubourg Saint-Antoine :

« Sage-femme de 1re classe. »

Et, immédiatement au-dessous, à l'entresol :

« Confections d'enfants sur mesure. »

⁂

Une bonne épitaphe cueillie dans le cimetière d'Offranville :

CI-GIT

MADEMOISELLE URSULE LÉVÊQUE

Morte à l'âge de soixante-cinq ans
Entourée de flanelle
Et de l'affection de sa famille.

Au restaurant :

Z... vient d'attaquer une douzaine d'huîtres, les gratifiant d'une goutte de citron pour constater à leurs crispations qu'elles étaient bien vivantes.

L'essai n'ayant pas réussi, Z... dit au garçon :

— C'est curieux, elles sont fraîches, mais il me semble qu'elles ne remuent pas comme autrefois.

— Oh ! fit le garçon en homme qui a beaucoup observé, on en mange tant maintenant, que cela ne leur fait plus rien.

*
* *

Cueilli dans un chalet... à quinze... centimes,

Une affiche, collée dedans, contient l'annonce d'un spécialiste.

L'annonce finit par ces mots :

« ... guérit promptement et sûrement. »

Quelque méchant farceur avait gratté la moitié de ces mots. Alors maintenant on lit, immédiatement après le nom du docteur :

« ... rit, ment et rement. »

Authentique.

*
* *

Nous lisons dans une feuille très féminine :

« Il y a trois sortes de mollets : les tringles, les piliers et les balustres. »

Et plus loin :

« La princesse Zélie se fâcha avec le prince à la suite de ce refroidissement. »

*
* *

X... visite un appartement.

Le concierge l'accompagne et lui vante les charmes du logis.

— Hum! fait X..., il doit y avoir des rhumatismes dans ce coin-là?

— Monsieur, dit sérieusement le portier, ça m'étonnerait beaucoup; le locataire précédent en a tant emporté.

*
* *

— Savez-vous ce qui prouve qu'une sœur de charité est une vierge?

— Ma foi non!

— C'est bien simple; c'est une vierge, puisqu'elle est en cornette.

*
* *

Au meeting des femmes.

Un orateur. — Citoyennes, la femme est un sujet sur lequel j'aime à m'étendre!...

*
* *

Ernest d'Hervilly a consacré le haricot, par une poétique périphrase :

« Ce légume indiscret où s'emprisonne Eole. »

On peut lire sur la devanture d'un marchand de grains du quai du Louvre :

POIS EXPRESS

A la bonne heure! en voilà dont l'indiscrétion ne se fait pas attendre.

*
* *

A la suite de frasques de jeunesse, le fils du docteur Z..., un médecin estimé, s'est brouillé avec son père, qui lui a fermé sa porte et sa bourse.

Après quelques tentatives inutiles pour rentrer en grâce, le jeune homme s'est avisé de l'expédient suivant :

Installé dans une chambre d'hôtel meublé, aux environs de la demeure paternelle, il suit avec attention les décès qui se produisent parmi les malades de son père; puis, le jour de l'enterrement, il arrive le premier devant la maison mortuaire, et accompagne religieusement le convoi jusqu'au cimetière.

En chemin, il va de groupe en groupe dans le cortège, et hypocritement :

— Ce pauvre un tel! Qui nous eut dit qu'il allait partir si tôt! Il paraissait taillé pour vivre jusqu'à cent ans. Tout de même, c'est encore mon père qui l'a soigné, celui-là!

On devine l'effet de ce petit discours sur les parents et les voisins qui suivent l'enterrement.

Aussi le docteur ne va-t-il pas tarder à capituler : car il a déjà perdu la moitié de sa clientèle.

⁂

Un tourlourou et sa payse sont assis sur un banc du Jardin du Luxembourg. Le tourlourou berce un enfant sur ses genoux, la payse tient un chien en laisse. Mais celle-ci, un instant distraite, lâche la laisse et le chien fait mine de s'éloigner.

— Pst!... pst!... fait la payse, appelant le chien.

— Pst!... pst!... répète le tourlourou.

Et tandis que le chien se rapproche, docile aux appels qu'on lui fait, l'enfant, non moins soumis avait obéi sur le pantalon du militaire.

⁂

Un affreux bonhomme déguenillé se débarbouille sur le seuil de sa baraque.

Un promeneur le reconnaît pour un infirme à qui

on a fait l'opération de la trachéotomie et qui joue de la flûte avec son gosier.

— Tiens, fait-il, c'est bien à vous à qui j'ai donné deux sous hier. Vous vous reposez?

— Oui, monsieur; je n'ouvre ma blessure que dans l'après-midi.

Un dialogue de l'autre côté de la Manche :

— Monsieur, votre fille Irène m'a permis de vous demander sa main; mais, avant d'obtenir votre consentement, je vous prie de me pardonner si je fais une question dont vous comprendrez l'importance: Savez-vous s'il y a jamais eu des cas de folie dans votre famille?

— Vous dites qu'Irène vous a accepté?

— Je suis heureux de vous répondre : oui.

— Alors, monsieur, c'est mon devoir, comme père, de vous dire qu'Irène donne décidément des signes d'aliénation mentale.

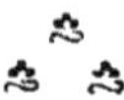

Entre jeunes mariées :

— Ton médecin me paraît très aimable... il te

fait beaucoup de visites. Que t'ordonne-t-il donc?

— Il me conseille d'avoir beaucoup d'enfants.

— Mais alors, ce docteur est un conseiller d'arrondissement...

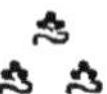

Le dernier duel électoral :

On sait que, pour éviter toute complication dans le traitement des blessures, les médecins ont pris l'excellente habitude de tremper les pointes des épées dans une solution d'acide phénique.

Un des deux adversaires est piqué légèrement. Le lendemain il reçoit une visite de condoléance. On lui demande de ses nouvelles :

— Oh! ce n'est rien, dit le duelliste, le médecin m'a dit qu'on avait « fait nickeler » les épées.

L'autre jour, un médecin de campagne, tout jeune, tout frais émoulu de l'Académie de médecine, est appelé auprès d'une jeune paysanne, qui se tord dans les coliques de... *miserere*.

Le jeune disciple d'Esculape soupçonne bien des

choses, mais il est timide et n'ose se prononcer clairement.

— Etes-vous primipare (!)? di t-il à la jeune fille. Celle-ci s'arrête de crier.

— Primipare! répond-elle indignée, me prenez vous pour un animal? Primipare? En voilà un insolent!

Et le père qui assistait à la consultation :

— F...-moi le camp, malhonnête! hurle-t-il furieux. Ma fille primipare! En voilà un c...! Sachez que nous ne sommes pas des primipares!

*
* *

Le docteur B..., un de nos médecins légistes les plus éminents, a une antipathie passionnée, féroce, pour le piano. Dernièrement il dînait en ville. Après le dessert, concert improvisé. Un pianiste s'escrime avec ardeur.

— L'abominable animal! gronde le docteur à l'oreille de son voisin.

— Que voulez-vous, cher ami, c'est son métier.

— Son métier, belle raison!... Est-ce que je vais faire des autopsies dans les salons, moi!...

⁂

Une bonne femme, tout de noir habillée, raconte ses infortunes à une autre commère, dont elle a fait la connaissance au marché.

— Oui, madame, ma situation est bien triste. Rester veuve à quarante-huit ans, à la fleur de l'âge !

— Bien triste, en effet. Et de quoi votre pauvre mari est-il mort?

— Il s'est desséché, comme qui dirait. C'est à cause de son état, qui lui faisait user trop de salive.

— Il était donc avocat?

— Non, décrotteur.

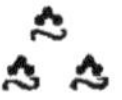

Dans un bureau de journal :

— Comment ! tu as l'aplomb de prétendre que mon ami Z... n'est pas poète? Lui !... Mais il est poète depuis la racine des cheveux jusqu'à la cheville !...

Oh !... oui! la cheville surtout !...

*
* *

Un bon fait-divers, dans un journal... belge.

Il s'agit d'un suicide. Notre confrère le raconte en termes émus et termine en disant :

— La mort, qui remontait à quelques heures, était définitive.

*
* *

Examen dans une école congréganiste de jeunes filles :

— Dans quelles circonstances la France eut-elle le malheur de perdre le bon roi Louis XVI?

— Il a été décapité et il est mort des suites de sa blessure.

*
* *

Cadeaux du jour de l'An.

Le petit vicomte, dont la belle-mère hydropique a souvent recours aux ponctions d'un spécialiste, vient, en gendre aimable et compatissant, de choisir ses étrennes.

Il lui a acheté un trocart en argent.

*
* *

On causait d'un romancier dont les œuvres, depuis quelque temps, offrent des symptômes de ramollissement incontestables.

--- Oui, dit un bon confrère, le pauvre garçon commence à avoir un peu de *fuite* dans les idées.

Ces confrères sont toujours charmants!

*
* *

Dans un salon, un monsieur laisse échapper un bruit aussi incongru qu'inférieur.

Ses voisins le regardent avec reproche.

Lui, sans se troubler :

Spiritus flat ubi vult.

*
* *

Comment pourrais-je mieux finir ce recueil ?

--- Si vous vous en êtes amusé, cher confrère, le Dr Garrulus vous servira, prochainement, une nouvelle série de ses *Gaietés médicales.*

A LA MÊME SOCIÉTÉ

Guide pratique des Sciences médicales, publié sous la direction scientifique du Dr LETULLE, professeur agrégé à la Faculté de médecine de Paris, médecin des hôpitaux. Encyclopédie de poche pour le praticien. Ouvrage in-18 de 1,500 pages, cartonné à l'anglaise. 12 fr.

Nous ne saurions mieux faire pour éclairer le praticien sur la valeur de notre **Guide pratique** que de reproduire tex uellement l'article paru dans le *Bulletin général de thérapeutique.*

Voici ce qui a été dit de notre encyclopédie de poche :

« C'est un véritable chef-d'œuvre que ce *Guide pratique des Sciences médicales* qui vient de paraître, car on trouve réuni dans ce petit volume tout ce qui a trait à la médecine, à la chirurgie, à l'obstétrique. Rien n'est omis : maladies cutanées, électricité médicale, odontologie, analyse des urines, toxicologie, tout est traité, et c'est un véritable tour de force de la part des auteurs d'avoir réussi à condenser ainsi toutes les connaissances indispensables de l'art médical.

« On est surpris en lisant cet ouvrage, de voir résumés en quelques lignes les symptômes, les complications, le diagnostic et le traitement de chaque maladie; les détails les plus minutieux y ont trouvé place..

La partie thérapeutique est des plus soignées, et, outre les paragraphes spéciaux consacrés au traitement à la fin de la description de toutes les affections, il existe quatre formulaires: 1. un formulaire général extrêmement bien fait; 2. un formulaire spécial pour les maladies de la peau, renfermant les principales formules des maîtres en dermatologie; 3. un formulaire spécial pour les maladies des nouveaux-nés et des enfants; 4. un formulaire spécial d'odontologie.

« Ce qui caractérise essentiellement ce manuel, c'est que, conçu et exécuté par des jeunes, il est absolument pratique et tout à fait au courant des idées les plus modernes. Aussi est-il appelé, à notre avis, à un grand et légitime succès; en effet, tout médecin voudra le posséder et sera, comme nous, charmé de trouver réunis dans le même volume tant de documents.

« Il nous reste, en terminant, à féliciter chaudement les auteurs et la *Société d'Editions scientifiques* d'avoir si heureusement mené à bien la tâche difficile qu'ils s'étaient tracée; ils ont voulu faire œuvre utile, ils ont grandement réussi. »

N. B. — Le *Guide pratique des Sciences médicales*, formant un beau volume cartonné de 1,500 pages, est expédié franco contre un mandat-poste de 12 francs, adressé à M. le Directeur de la Société d'Éditions scientifiques, 4, rue Antoine-Dubois.

MM. les médecins qui ont acheté le volume de 1891 sont priés de nous demander le supplément pour 1892 dont le prix est de *cinq francs*. Ceux qui, au contraire, n'ont encore acheté aucun volume ont à adresser *dix-sept francs* pour recevoir les deux au complet, c'est-à-dire l'année 1892 et son supplément.

Ce livre remplace avantageusement tous les vade-mecum ou bibliothèques médicales qui dispersent en plusieurs volumes des connaissances parfaitement condensées en lui seul.

VIENT DE PARAITRE

Le supplément pour 1893. Prix . . . . **5** fr.

Nota. — Ce supplément, digne de ses devanciers et restant d'une façon absolue sur le terrain exclusivement pratique, contient : la *Bactériologie pratique*, par le Dr NICOLLE, chef au Laboratoire Pasteur; le *Choléra*, par le Dr LESAGE, chef de clinique, chargé de diverses missions contre les épidémies par le gouvernement français; les *Accouchements* par le Dr DEMELIN, chef de clinique à la Maternité : les *Maladies de l'Estomac*, les *Maladies du Foie*, par le Dr NICOLLE (Charles)

Adresser par conséquent 22 francs pour recevoir tout ce qui est paru du « Guide pratique des sciences médicales » depuis sa publication première.

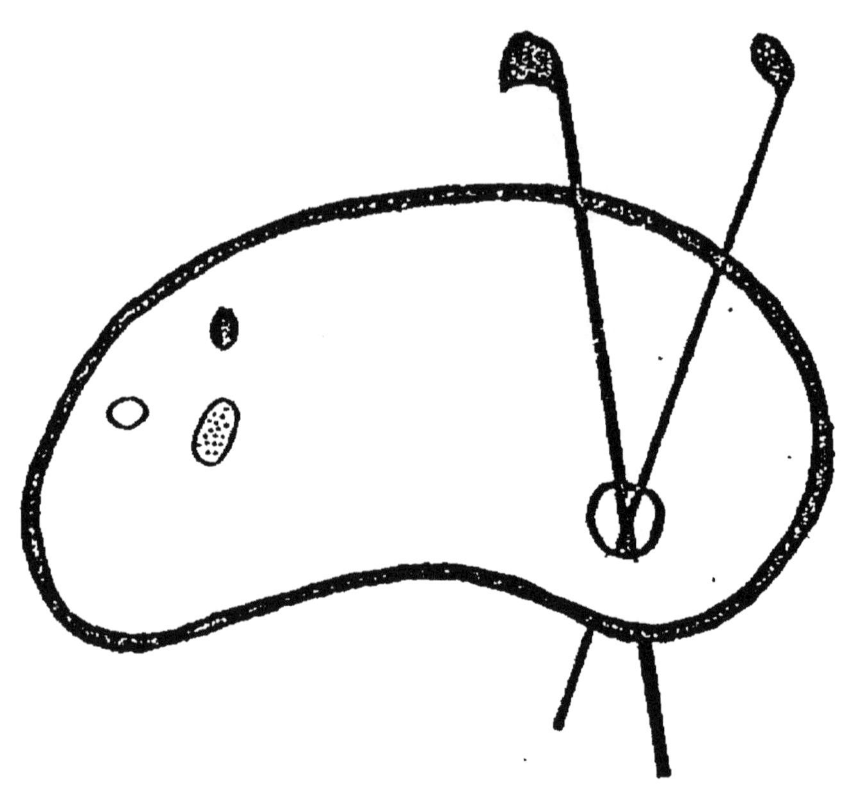

DEBUT D'UNE SERIE DE DOCUMENTS
EN COULEUR

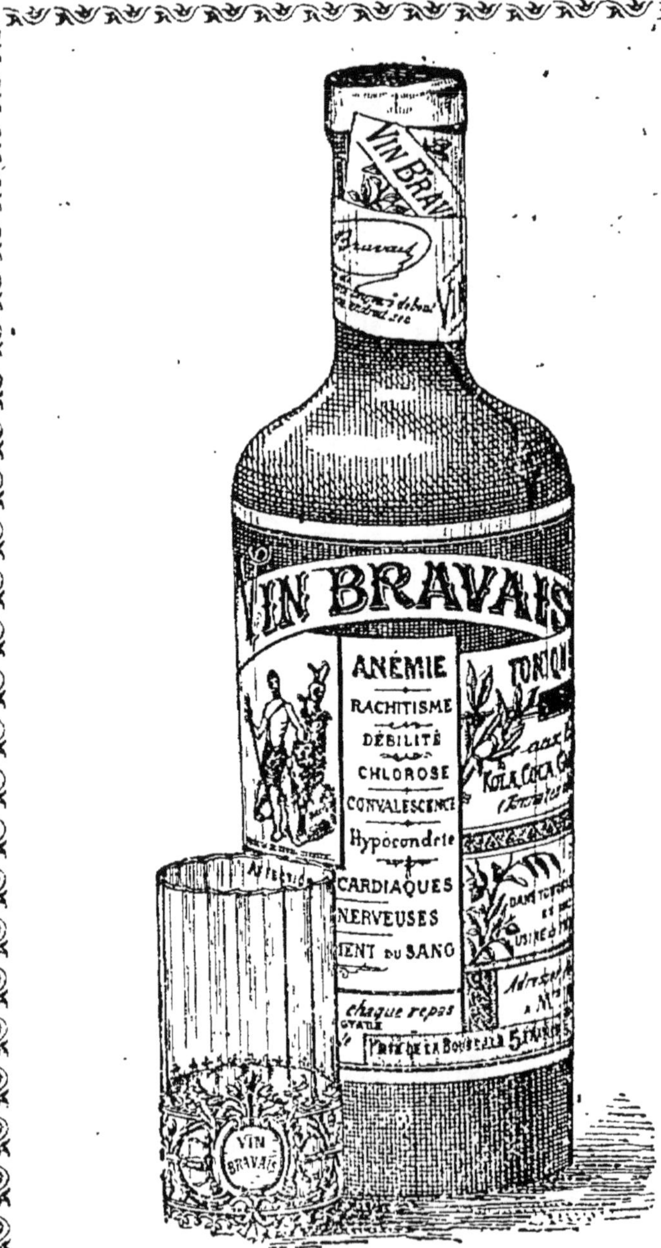
VIN BRAVAIS
ANÉMIE
RACHITISME
DÉBILITÉ
CHLOROSE
CONVALESCENCE
Hypocondrie
CARDIAQUES
NERVEUSES
chaque repas
VIN BRAVAIS

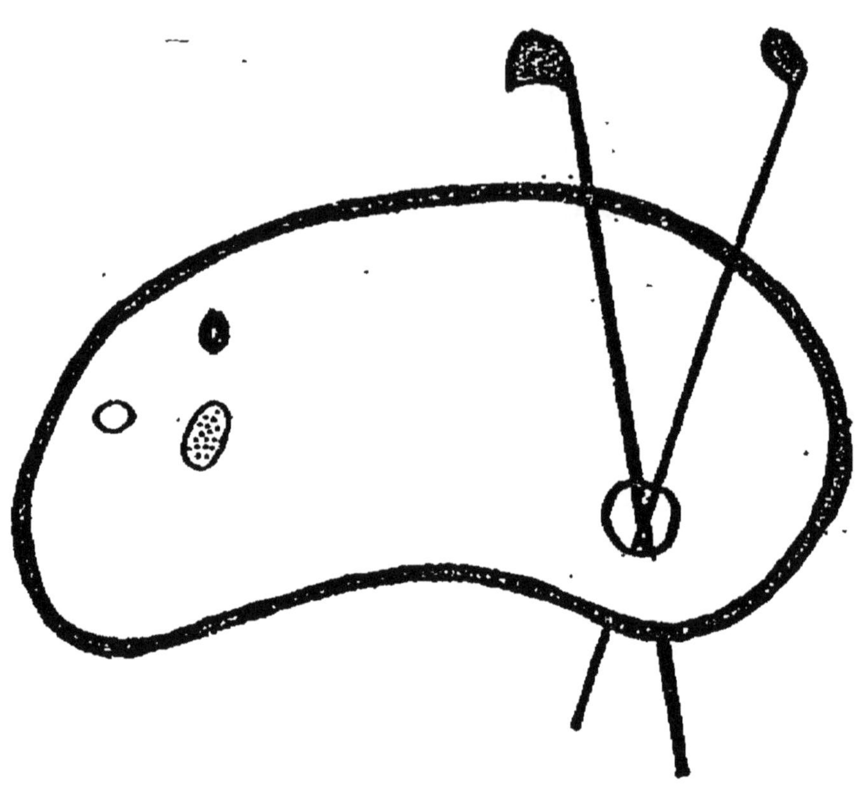

FIN D'UNE SERIE DE DOCUMENTS
EN COULEUR

www.ingramcontent.com/pod-product-compliance
Ingram Content Group UK Ltd.
Pitfield, Milton Keynes, MK11 3LW, UK
UKHW020425200726
13857UKWH00002B/290